話せる医療者
シミュレイテッド・ペイシェントに聞く

佐伯晴子 東京SP研究会
日下隼人 武蔵野赤十字病院臨床研修部長

医学書院

★著者紹介
佐伯晴子（さえき・はるこ）
兵庫県宝塚市生まれ。1977年大阪外国語大学ロシア語科卒業。
(株)インターグループにて通訳派遣・国際会議事務局。
イタリア・ミラノ国立がんセンターにて緩和ケア協会事務局ボランティア。帰国後，翻訳，高校講師などをしながら，シミュレイテッド・ペイシェント活動にかかわる。東京SP研究会を2016年に一般社団法人「マイインフォームド・コンセント（略称MIC）」に発展させ，現理事長。同法人の活動理念は，専門家と非専門家をコミュニケーションでつなぎ，信頼と納得でよりよい社会を築くこと。http://myinformedconsent.jp

日下隼人（くさか・はやと）
1947年京都市生まれ。1973年東京医科歯科大学医学部卒業。
1977年から2013年まで武蔵野赤十字病院小児科勤務。副院長，小児科部長，教育研修推進室長を歴任。
現在，日本医学教育学会特別会員。
著書：『子どもの病む世界で』ゆみる出版，『小児患者の初期診療』篠原出版，『ケアの情景』医学書院，『医療者の心を贈るコミュニケーション』医歯薬出版，など。

話せる医療者——シミュレイテッド・ペイシェントに聞く

発　行	2000年11月15日　第1版第1刷Ⓒ
	2020年4月15日　第1版第11刷

著　者　佐伯晴子・日下隼人
　　　　さえきはるこ　くさかはやと

発行者　株式会社　医学書院
　　　　代表取締役　金原　俊
　　　　〒113-8719　東京都文京区本郷1-28-23
　　　　電話　03-3817-5600（社内案内）

印刷・製本　三美印刷

本書の複製権・翻訳権・上映権・譲渡権・貸与権・公衆送信権（送信可能化権を含む）は㈱医学書院が保有します．

ISBN 978-4-260-33102-9

本書を無断で複製する行為（複写，スキャン，デジタルデータ化など）は，「私的使用のための複製」など著作権法上の限られた例外を除き禁じられています．大学，病院，診療所，企業などにおいて，業務上使用する目的（診療，研究活動を含む）で上記の行為を行うことは，その使用範囲が内部的であっても，私的使用には該当せず，違法です．また私的使用に該当する場合であっても，代行業者等の第三者に依頼して上記の行為を行うことは違法となります．

JCOPY　〈出版者著作権管理機構　委託出版物〉
本書の無断複製は著作権法上での例外を除き禁じられています．複製される場合は，そのつど事前に，出版者著作権管理機構（電話 03-5244-5088，FAX 03-5244-5089，info@jcopy.or.jp）の許諾を得てください．

はじめに

　医療とは，病いをかかえて苦しむ人の〈思い〉をかけがえのないものとして尊重し，その人が納得できるその人らしい人生を送れるように支える行為です。そのためには，病気の人と医療者とがおたがいにわかりあうことが必須です。コミュニケーションの力が現代ほど医療者に求められたときはありませんし，コミュニケーションのないところにこれからの医療はありえないでしょう。いままで医学知識の詰め込みだけがおこなわれてきた医学教育の世界でも，多くの大学で近年急速にコミュニケーション教育が試みられるようになりました。

　医学教育の世界でコミュニケーション教育のお手伝いをしているのが，シミュレイテッド・ペイシェント＝模擬患者です。模擬患者はもともと欧米の医学教育で診断能力をつけるための練習台として，特定の疾患の症状を再現するように健康人に訓練をしたのがはじまりです。しかし，「素人」である模擬患者を利用することの意味がもっとも際立つのは，診断場面より「医療面接」の場です。素人が信頼できる面接を医療者ができているかどうかは，素人にしかわからないからです。

*

　医療面接や技法についての本は，すでに優れたものがたくさん書かれています。それなのに，なぜこのような本をまとめたのでしょうか。三つの理由があります。

　まず第一に，欧米でつくられたコミュニケーション教育のお手本が，どこか私たちの生活感覚としっくりこないということがあります。はじめに言葉ありき，そしておたがいが自己を主張しあうことがコミュニケーションだという感じの欧米産のコミュニケーション技法には，ややもすると攻撃的な面がうかがわれます。正しい理屈を大きな声で言われると，言われ

た側は立つ瀬がありません。技法どおりによいコミュニケーションがとれたと医療者が満足しているうしろで、「それでも、やっぱりわかってもらえていない」と病気の人が取り残され、「適切な」インフォームド・コンセントの陰で、「なんだかわからない」と本人や家族が置き去りにされていることはないのでしょうか。

　第二に、どうもコミュニケーションの「技法」だけが語られがちなことも気にかかりました。コミュニケーション・スキルを学ぶことは大切ですが、コミュニケーションがとれるようになれば、そのとたん、おたがいの心の奥ではいろいろな動きがはじまります。こころの防衛反応や、こころの転移や逆転移を知らないために、医療者が患者を断罪したり不当に責めていることはめずらしくありません。その相互にゆらぎあう関係を「おつきあい」に実らせていくためには、技法以前の「心の構え」がもう少しだけ要るということを考えたいと思います。

　そして第三に、素人からの言葉がもっと必要だと感じたからです。医療面接を、医療をする側からのみ語っても限界があります。医療を受ける素人と医療者とのあいだには深い溝があり、その溝は医療者の側からは見えにくいものです。患者の思いと医療者の思いがどうしてこうもすれちがってしまうのか——素人の目と医療者の目を突き合わせることで、そのあいだの溝をまずはしっかりと「見る」ことがいま求められているでのはないでしょうか。

*

　「話せる医療者」とは、相手にわかってもらえるように話すことができる医療者でもありますが、それ以上に「この人なら話しかけてもよさそう」と患者さんが思える医療者のことです。患者だけでなく誰の話でも、他人の言うことを「よく聴ける」人なのです。そんな医療者こそは、人となりとして「あの人は話せる」と患者さんから言ってもらえるのではないでしょうか。

話せる医療者
シミュレイテッド・ペイシェントに聞く
目次

はじめに

I 今日こそ病院にいくしかない　　011

白旗かかげて……病院にいくということ……私は壁になる……いよいよ患者の顔になる……にっこりするってたいへんですか……言葉がとどいた……私とあなたの言葉はおなじではない……私は走れません……わからないことをわかってほしい……威張らないあなたを信頼する

II SP実践事例　　039

Scene 1 医　師 vs. 園田由貴子　041
2週間前から不眠・倦怠感があり，この日一般外来を受診。どうやら息子さんがバイク事故で下半身麻痺になったようで……

Scene 2 看護婦 vs. 園田由貴子　052
その息子さんの見舞いにきた園田さんが，病院の隅の長椅子にひとりで座っていた。通りかかった勤務明けの看護婦が話しかける……

Scene 3 医　師 vs. 加藤雅子　064
職場の健康診断で白血球数の異常が見つかり，精密検査のために受診。朝一番でおこなった緊急検査の結果を聞く……

Scene 4 看護婦 vs. 加藤雅子　074
その加藤さん，医師に強力にすすめられ入院。入院手続きをすませ，病室でぼんやりしているところに看護婦がやってきた……

　◆加藤雅子シナリオ　082

Scene 5 医　師 vs. 奥野隆司　084
ここ1か月ほど激しい頭痛がする。会社医務室の看護婦に「大きな病院で調べてもらったほうがいい」と言われ来院したが……

Scene 6 看護婦 vs. 大野亜記　092
証券会社の営業部員。血糖コントロールがうまくいかず入院。入院2日目の祝日，ひとりで昼食をすましたところに「お話ししてもいいですか」と看護婦が……

　◆大野亜記シナリオ　102

III　SPの世界からみえること　105

1　患者さんが「話がわかりにくい」と感じるとき　106
2　やりやすいSP，やりにくいSP　114
3　どんな服装をしたらいいですか？　116
4　ナカダ？ ナカタ？ マツサカ？ マツザカ？　119
5　SPに求められる資質とは　122
6　SPが大事にしていること　125
7　異文化体験とコミュニケーション　129

IV　ケアの本質としてのコミュニケーション　139

1　わかる／わからない　140
2　病い／物語　144
3　医療者／味方　149
4　つきあい／ケア　154

付章　対談……異文化としての医療　171

松原洋子［お茶の水女子大学／科学史］vs. 佐伯晴子

あとがき

コラム◉ようこそSPの世界へ

❶ SPとは　008
❷ なぜ「癌告知」の演習をしないか　036
❸ アドバイザー（ファシリテーター）の役割　062
❹ OSCE（オスキー）とSP　136
❺ SP演習は刷り込み現象　169
❻ My favorite SP　182

ようこそSPの世界へ ❶

SPとは

……………医療面接におけるSPの役割

　医療面接の患者役になって、医療者（学生）に症状を話したり、質問に答えたりするのがSP（Simulated Patient：模擬患者）です。症状や状況はあらかじめシナリオを作成して記憶しておき、メモなどをいっさい見ないで患者役を演じていきます。ゼロから関係をつくっていくことに目を向けるために、初診の場面を主に設定します。

……………シナリオについて

　模擬患者のシナリオの中心となる部分は、身体の調子が悪くなった様子です。上に述べたように救急ではない初診の場面を主に設定し、その場で出血していたり激痛を訴えているような状況ではありません。ふつうに歩けて、まずふつうにお話もできるという程度です。コミュニケーション教育の初歩の段階では、環境に余裕があるほうがじっくり取り組めて、けっきょくは効果を生む可能性が大きくなると思うからです。
　病名を言い当てるのがこの面接の目的ではありません。したがって特定の疾患そのものずばりというよりは、むしろ症状からいくつかの疾患を考えながら、患者さんとの関係を大事にしつつ、適切な質問をするという方向になるように、幅をもたせた内容にしています。
　また、ひとりの人間が人生の途上で病気や事故に出会っていることが、シナリオの上できちんと書かれているようにします。私はSPのシナリオを「人生劇場」だと思って、その人になりきるための台本として大事に考えています（082ページと102ページに実際のシナリオを掲載しました）。

……………自分の感情、相手の印象

　SPは演技をしながら、相手の話し方や態度について「患者としてどう

感じたか」を感想として述べたり，OSCE（136ページ参照）では簡単な評価表に記します。いずれにしても役になりきって面接をしながら，自分の感情に気づき，相手の印象をつかむという作業をします。

　たとえば，最初は冷たそうな感じがしてこちらも緊張していたが，だんだん話が進むにつれて親身にわかろうとする気持ちが伝わってきて楽に話ができるようになってきた，という大きな流れをつかんだとします。「冷たい」から「親身な感じ」に相手の印象が変化していますが，感情も同時に，緊張から楽へと変化します。

　一つひとつをこと細かにとりあげるのではなく，このように大きな流れをとらえて，「自分は相手をどのように受け止めて，最後はどんな気持ちになったか」をつかむことが大切です。

…………感想の伝え方
　口頭で感想を述べるときには，必ず相手役の状態を見て，適度に加減をしながら，大事な点だけを簡潔にまとめます。

　たいていの相手役の医療者は，いまの自分の面接について，ああすればよかった，あれはいけなかった，などとご自分でわかっておられます。それ以上の追い討ちをかけるようなことは避け，翌日からより前向きに患者さんに出会いたいと思ってもらえるようにこころがけて話します。嘘やお世辞を言うのではなく，自分にとってよかったこと，うれしかったこと，具体的に気づいたことを率直に語るようにします。　　［佐伯晴子］

Ⅰ

今日こそ病院にいくしかない
　　　　　　　——佐伯晴子

白旗かかげて

「消費者」になりきれない

　医療消費者という名称で語られると、患者は医療サービスを利用するにあたって、なんら負い目をもたない立派な感じがします。しかし、実際にからだのぐあいが悪くなって医療機関を訪れるときは、それほど割りきった気持ちになれるものではありません。

　たとえば私の場合は、風邪をひいては「気がゆるんでいるからだ」とか、お腹をこわしては「だからほどほどにしておきなさいと言ったのに」とか、「ほれごらん」と健康や安全に対する注意を怠ったことを責めるようなせりふが母や家族から飛んできます。つらい、困ったと思っているところに追い討ちをかけるような言葉で傷つくことがあります。

　それに、身体には他人に言うのも見せるのも恥ずかしいことがたくさんあるので、これは悪夢か呪いにちがいないと思うことも少なくありません。そのような不条理な気持ちが根本にあるので、当たり前ですが買い物のような喜びにつながる消費とは、だいぶ様子が異なります。

　また、心身ともに健康な状態を望むのはごくふつうのことですが、そこから少しでもはずれると、まるで人生レースから落ちこぼれたような気にさせられます。続々と発刊される健康雑誌は、新聞広告で、書店で、いやでも目につくようになっています。体脂肪燃焼、老化防止、パーフェクトボディ、病気を克服、生涯現役……そんなにみんながんばって長生きしてどうするんだろう、と戸惑うくらいです。

　ですから少し大げさかもしれませんが、病気自体の痛さ、苦しさだけでなく、不本意な落ちこぼれの悔しさ情けなさを胸に、うなだれて白旗をかかげたのが医療機関を初めて訪れるときだともいえるのです。

病気がありがたいとき

　もちろんなにか別の苦しいことから逃れたくて，口実をつくるために一時的に病気になりたいと思うことは誰にでもあることです。

　私は夏休みの宿題がまだ終わりそうもない 8 月 31 日の夕方，毎年のように，ああ盲腸にならないかな，と願ったものでした。お腹が痛いと騒いで，救急車に乗って，入院して，「宿題のことはどうでもいいから，とにかく早くよくなってね」とふだんはきつい担任がやけにやさしい目で見舞いにきてくださる，「ありがとう，せんせい……」と担任の後姿と同級生からの花束が涙でかすむ，という空想の世界に遊んでしまい，ますます宿題がはかどらないということを繰り返していました。いまでも提出期限ぎりぎりまで仕事をためる三つ子の魂そのままですが……。

　これは完全な仮病の話ですが，外から見て明らかに病気だとはわからないけれども，自分としては本調子が出ない，すっきりしないという体調がしばらく続いて，職場や家族から「ちょっとどうかしてるんじゃないの？もっとまじめにやりなさい」という目で見られるときに，名前のつく病気だとわかると許してもらえるということがあります。それも大病院のお墨付きがあれば，上司や家族も黙らせることができるだけでなく，そんなたいへんな病気ならそこらの風邪みたいに予防もできなくて当然だと，病気になったうしろめたさまで押し込めてしまうことができます。

　私は海外にいるとき，1 年ほど，下を向くと頭が重くなりいつも熱っぽくて疲れやすくて，もともと嫌いな掃除が苦痛になったことがありました。語学の勉強も進まず遅れをとってしまうし家事をサボっていやな顔をされるしで情けなかったのですが，勧められてかかった大学病院で副鼻腔炎だと診断され，抗生物質の注射を朝夕してもらうことになりました。頭のレントゲン写真で説明してもらい，もっと早く来れば簡単に治ったのにと言われましたが，なんだかその時点で満足できたんですね。あれはサボっていたのではなかった，立派な理由があったのだと。

でもやっぱり情けない

　しかし，それでも治るメドのつく病気だからよかったのです。ずっと通いつづけるとか，入院や手術などに事が至るのでは，やはり病気はありがたい，助かるものだとは思えません。病気をするということは，悔しい，情けないことです。

　私は近所になんでも相談できるかかりつけの先生があります。長いおつきあいで安心してかかれますし，大きな病院への紹介もすばやくしてくださいます。先生ご自身お孫さんもおられる年齢ですが，昔からの高齢の患者さんには往診をされますし，入院した患者さんには見舞いをかねて様子を見にいかれます。50年近く使いこまれた診察室と待合室はいつも清潔で落ち着いています。ソファにはアイロンのきいたカバーがかかり，藤田嗣治画伯による少女の絵が額に入って飾られています。熱や咳や腹痛の子どもをあわただしく連れてきた親にとって，子どもの神々しい美しさにふっと気づかせてくれるすばらしい絵です。

　「おともだちできた？」「学校たのしい？」「ずいぶん大きくなったわね」

　何気ない言葉のなかに，小さな子どもにも一人の人間としてきちんと接しようという気持ちがあらわれていて，そんなところからも余裕をなくした親は教えられることがたくさんありました。ですから私はとても恵まれていると思います。けれどもこの先生にもし何かあれば，あるいは大きな病院に行くように言われたら，と考えただけでも気が重くなってしまいます。

　大ごとにならないうちに診ていただくようにしていても，ふだんどんなに気をつけた生活を送っていても，病気や死はふいに容赦なくやってくることを，身近な人たちを亡くして私はわかってきました。どうしようもなくなったら，やはり白旗しかないのですね。

病院にいくということ

まずは現金を用意して

　救急車を呼ぶほどのことではないが、どうやら病院にいくしかなさそうだと決めたら、私はまず現金を用意します。以前、検査にいってくださいと言われてそのままいくつか受けるうちに、ところで検査料金はいくらくらいだろう、足りるかな、と不安になりましたが、まさか途中で「今日はここまでにしてください」などと自分から言い出す勇気もなく、おそるおそる会計にいくと、案の定手持ちの現金では足りなかったのです。クレジットカードは通用しませんでした。

　いまは多くの病院に銀行や郵便局の支払機があるのでこのような赤面の悲劇は少ないでしょうが、残高が寂しい給料前や出費がかさむ季節に体調を崩すと、泣きっ面に蜂。そんなぐあいですからまず電車にしろタクシーにしろ、なにか無駄なお金を使っているような気がして、痛みのせいもあるのですがつい仏頂面になっています。もっとも運転手さんも心得たもので、行き先が病院だと客の神経にさわらないように無言で運転に専念してくれますが。

　とにかく同じ自分の身体をちゃんとするためのことなのに、美容院にいくのとは雲泥の差です。えたいの知れない何者かが背後にしのびより、そのまま背中にはりついてしまった感じ。おまえは誰だ、誰もおまえを呼んでいないぞ、誰の許しを得て私の背中にぶらさがったんだ、早くどけ！　とでも叫びたいくらいです。

　「お客さん、着きましたよ」との声もなく、すーっと外来入口でタクシーは止まりました。着いたか。車を降りて病院の建物を見上げ、大きく息を吐いて一歩踏み出したところから、私は患者の顔になっていきます。

郷に入れば……

　不思議なもので，はじめて訪れる病院を選んだ理由は人それぞれですが，いったんその病院にかかると，「当院の患者」として運命が決まってしまうような気がします。気軽に試してみて気に入らなかったら他に替えるなどということはできるものではありません。旅行やグルメあるいは学校案内のようなガイドブックもないので，わずかな口コミと勘に頼ってやってきました。

　よくわからないけれどここが適当そうだから，という理由がおそらくいちばん多いでしょう。たとえば洋服を買うときには，いくら衝動買いでも試着をしたり似合うかどうか，納得できる値段かなど，簡単でも手順をふんでから結論を出しているように思います。ところが，病院は受付で診察券をつくった段階で，いきなり目的地に放りこまれ，時価おまかせコースに入れられ，そしてもう後戻りできないような感じがします。

　書いてください，待ってください，並んでください，入ってください，これらの指示をちゃんと聞き逃さずに言われたとおりにする，これが第一歩です。

「正しい患者」になってるか

　新人らしく自分よりぐあい悪そうな人は立っていないかいちおう見てから腰をおろします。ここに来てしまったけど，よかったのかな，いまさら思ってもしかたないのに，心のどこかに逃げ出したい気持ちも残っています。

　こんなに病気の人がたくさんいるなんてふだんの生活では感じませんでした。みんな患者の顔をしています。自分もあんな顔になるのかな，いや絶対ならないぞ，と思いながらも気がつくと，患者としての手順を早くつかもうとやっきになっています。貧乏性だなと自分でも思うのですが，受付の人や看護婦さんに言われたことを，まごつかずにすばやくおこなわなきゃいけないような気分になっているのですね。無意識のうちにここの患

者として受け入れてもらおうと努力してしまいます。

　また他の患者さんの服装などを見て，自分が適当であったか，次回は何を着てこようか，そっと考えたりします。派手でなく，そこそこ上品で，仕事着のバリバリした元気さはなく，自分がその場で落ち着ける服。病院によって雰囲気がありますから，それを乱さない程度の服装にしておこうと思います。診察に便利なボタンとかなんやかんや制約もあって，病院にいく服選びも簡単ではありません。

　お気に入りの一着はもったいないから着たくないし，と考えていくと，案外ぴったりの服はないのですね。おそらく服を買うときには，よし，これで一勝負するぞ，とでもいう生き生きした気分になっているので，選んだ服が病気の気分とちぐはぐなのは当たり前なのでしょう。それに元気な私を売り込むのではなくて，弱って困った私としてお医者さんや看護婦さんに受け入れてもらわなくてはならないので，白旗モードで，しかも素直なイメージがいいのかもしれない，と気を回してしまいます。

　他の患者さんや病院の空気に染まりたくない一方で，なじまなければいけない。そんなことにも気をとられているので，持参した本に目を落としていても，中身はさっぱり頭に入りません。患者さんの名前を呼ぶアナウンスの声が，少しまとまりかけた考えを中断します。

私は壁になる

他人の秘密を聞かされるつらさ

　あと3人，2人，1人待って，ついに自分の名前が呼ばれました。話す声や診察の音がカーテンの外に聞こえていたので，すっかり気が滅入っています。

　赤の他人の身体や家族の話をむりやり聞かせられるのは，苦痛です。申し訳ないという気持ちはあっても，そこにいなければならない。だから，

せめて自分の存在を感じさせないように，壁のように静かにじっとしています。静かにすればするほど，中からの声が聞こえてしまって，その方の病気という秘密を共有することになります。それは，自分の秘密も誰か赤の他人の耳に入ることを承知しておくことであり，そんなばかなと憤ってもむなしい。

　中待合という仕切り方も，カーテンかドアかということも，実際にその病院のその科に通されてはじめてわかります。見舞いのついでなどちょっと廊下を一巡りしたのではつかめないことも少なくありません。そんなにいやなら最初からこなければいい，と言われてしまうでしょうが，くるまで知らなかったのです。

すべて「込み」か？

　でもなぜか病院の人は，患者さんがそれを承知で，納得してやってくると思っておられるように感じます。服を脱ぐこと，すべて見せること，過去をあからさまにすること，家庭のこと，仕事のことなんでもかんでも質問に応じること，それを承知で病院にきているはずだから，と。ここは大学病院だから学生たちが部屋に入ってきてじろじろ見られるのも，医療者ではない他人の耳にまでプライバシーの微細な部分をさらけ出すこともすべて「込み」ですからご承知ください，と。

　しかしそれはあんまりではないですか？　あんまりだと誰もが思います。そう思って座っています。けれど，そこまでの構造上の問題には，個人のつぶやき程度のクレームでは歯が立たない。クレームをつけること自体，今後のおつきあいを破談にするこわさがあるので，白旗の新人としては気にはなっても行動に移すだけの気力も大胆さもありません。

　尿検査の紙コップを並べるところでも氏名，年齢，受診科が一目瞭然に，他の患者さんの目にふれます。入院していても蓄尿の大きな容器で，家族の目にも他の患者さんの尿の色がわかります。見たくなくても目に入ってしまう，聞きたくなくても聞こえてしまう，そのいたたまれなさを考

えてくれたことがあるのかな、と思ってしまいます。

いよいよ患者の顔になる

オンとオフ

　カーテンをくぐって中に入ったとたん、自分がますます小さくて頼りないような気がしてきました。きりっと仕事の顔をしたお医者さんと看護婦さん。

　一方その場の私は自分の仕事を休み、予定をキャンセルし、喜びをおあずけにした完全なオフ状態です。当たり前ですが、私はこれこれしかじかのもので、と自己紹介や名刺交換することもありません。私が私としてその場で成り立つのは、私の身体のぐあいが悪いという点だけです。

　私は身ぐるみはがされた無防備な状態になっているのに気がつきました。まったく不本意に背負ってしまった正体不明のエイリアンこそが、その場で私を一人前の登場人物にすることができるのです。「こんなエイリアンがいます」とちゃんと伝えないことにはろくに舞台にも上げてもらえないぞ、と私はいっそう緊張に身がこわばりました。

　ところで自分の身体は、自分の目で見える範囲くらいしかわかりません。頭が痛いといっても、実際には孫悟空の輪がはまっているわけでもなく、針やキリが突き刺さっているわけでもない。この電球が切れているから交換してくださいというのと同じ感覚で、頭にはまったこの輪を取ってください、と言えるのであれば、頼む側も頼まれた側もどんなにすっきりとわかるでしょう。

　けれども目の前に実物を取り出して見ることができないのが、自分の身体のほとんどです。こんなであんなで、とにかくおかしいのです、という感じをわかってもらいたいのですが、自分で自分の身体を語るという経験をほとんど積んでいません。ですからどのように表現したらその感覚を正

確に伝えられるか，その点でもまったく素人なのです。

いつからこんなに口下手になったんだろう
　自分の身にふりかかったことですから，自分がいちばん知っていて伝えられるはずなのに，口から出る言葉が相手に届いていかない，そんな虚ろな感じがします。いったい私はいつからこんな口下手になったのだろうと情けなくなります。仕事の顔をしたお医者さんと看護婦さんをベルトコンベアから見上げて，私は自分のことさえも十分表現ができない，嘆かわしいオフ状態に陥っていることに気づきます。
　でも不思議なことに，自分でエイリアンの話をまだまとめていないにもかかわらず，私は患者の顔になってきました。伝えきれないもどかしさ，いらいら，見とおしのたたない不安が，身体の状態がおかしいのに加えて，いっそう私の表情をくもらせています。
　でもたぶんそんな自分の頼りなさや情けなさがにじみ出てくると，患者の顔になるような気がします。ついに私も顔ごと白旗モードになってきました。

質問という名の壁
　私が患者の顔になるころから，医療者からの質問も増えます。エイリアンを見てもらいたいと懸命に言葉をつなぐ私のほうに顔を向けてじっくり聴いてもらえると，自分が頼りないながらも気持ちが落ち着いてきます。
　しかし話を聴いてもらえずに，先生の数個の質問だけという印象がまだ圧倒的です。聴いてもらえていても，こちらの話を途中で切る機会をとらえようとしておられるときは，焦りが無言で伝わってきます。すると話していてよいのか悪いのか，不安になってきます。うまく言えない，と自分で焦っているところに，早くしてくださいよ，とせかされているようで，最短の言葉とまとめ方を求めて頭が空回りしてしまいます。
　どうして私の大事な話を聴いてもらえないのだろう。患者の顔に不満と

落胆の表情が加わります。エイリアンの正体を一緒に見てもらおうと思っているのに，検査という方法が私の話より正確かつ迅速にその正体を暴くので話は聴かなくてよろしい，と進んだ医療は言っているようです。

　必要な検査を決めて診断を絞り込むための効率的な質問が続きます。話の主導権は完全に医療者に渡ってしまいました。訊かれたことにだけ答えるように。有無をいわせぬ空気があるので，丁寧であってもこわい感じがします。また，その質問が同じ日本語のはずなのに，なにか勝手が違うのです。専門用語が多いこともありますし，文語のような固い言いまわしのこともあります。

　以前，わざと意地悪をしてこちらを黙らせようとしているのではないか，と勘ぐりたくなるような専門用語だらけの質問をされたことがあります。その言葉を理解するかどうかで「患者の知的レベル」を推定し治療の進め方に生かすのだという意見を聞いたこともありますので，意図的なものだったのかもしれません。

あなたの枠組み，私の枠組み

　しかし難解な言葉が使われなくても，なんとなく距離を感じることがあります。せっかく暖かく迎えて自己紹介と簡単な挨拶をしてくださって，うれしいと思っていてもしばらく話をするうちに，見えない壁を感じることがあります。

　医療者は医療を，医療独自の枠組みに沿っておこなっています。それはどの仕事でも同じことです。メーカーには製品を開発し製造し販売するという仕事に適した枠組みがあるでしょう。何を優先させるか，何を基準に決定するか，それぞれの業種，職種に応じて独特の論理や精神があります。職業でなくてもどの家庭にも「我が家流」というものがありますね。それらはそれぞれ違っていて当たり前です。そして私には私の枠組みがある。これも当然です。

　それが，いったん患者の顔をもつと，そんな個人の枠組みはどうでもい

いから，医療の枠におさまってもらわなければ医療はできません，と言われる気がします。私が気になるところ，こだわりたい部分は，たまたま医療の論理と合っていれば採用されますが，そうでなければ余計でムダなことのようです。私が自分のことを伝えようと私個人の言葉で語ろうとすると，巨大な建造物の外壁にことごとくはじき返されるような気がするのです。

にっこりするってたいへんですか

信頼とは枠組みを認め合うこと

　しかし，せっかく訪れた病院です。できることならいい医療者にめぐりあいたい。ちゃんとした医療の知識と技術を備えたプロとして私が治るのを手伝ってくれる人，私を信頼し大事にしてくれる人，そんな医療者を私は信頼します。

　ところで信頼とは何でしょう。相手を信じて何かを頼む。相手に力やこころがあることを疑わず，そこに自分の大事なことを預けるということかな，と私は思っています。相手の枠組みごとぜんたいを許すといってもいいと思います。一方的に誰かを信頼するということはなく，こちらが信頼すればあちらも信頼する，あちらが信頼してくれるのでこちらも信頼する，といった双方同時に起こることではないか，という気がします。

　山岸俊男氏は，相手を信頼したいと思って接触をもつ人は結果的に信頼を獲得する可能性が高く，逆に不信感から出発する人は信頼をつかむ勘がはたらかず，けっきょくは信頼を得る可能性が低い，ということを言っています[1]。にこやかな人にはまわりからも笑顔が返ってくるが，いつも冷たい表情の人は誰からも微笑んでもらえないとも言いかえることができるでしょう。

　たとえば親しい友達や恋人の場合，出会いのときからその後を追ってみ

ると、笑顔で接しているあいだはうまくいっているでしょう。笑顔が消えるとき、ふたりは同時にこれは問題だと思っています。むずかしい顔のまま仲直りはできません。けれどもどちらかが許す気持ちになると、相手も同時に許してくれています。仲直りできてよかった、と笑顔になります。いや、笑顔があったから仲直りできたのか、どちらが先かわかりません。でもふたりの関係を続けていくのに笑顔は不可欠のようです。

　すると笑顔や愛想のよさは相手への思いのあらわれだといえるでしょう。私はあなたという人を認めています、信頼しています、だから安心してください、と伝えているのでしょう。

笑顔は礼儀

　私はしばらくヨーロッパに住む機会がありました。そこで気がついたのは、笑顔は礼儀だということです。エレベーターに乗合わせた見知らぬ人どうしがにっこりする。歩道で知らない人が向こうからやってくるとき、しっかりわかるくらいににっこりする。店に入るときは、客からこんにちはを言う。

　これは、自分はあなたに危害を加える者ではありませんよ、と表明していることなんですね。自己紹介とか名刺交換をする以前の、人としての礼儀。だから、それをしないとどうなるか。得体の知れない奴、失礼で野蛮な異邦人だと思われるんです。最初はなんてみんな愛想よくしてくれるんだろうとうれしいだけでしたが、どうやら笑顔は奥が深くて、社会で生きていくのに不可欠な"わざ"でもあると知りました。だから大人がきちんと笑顔で挨拶をするのです。

　なるほどな、と自分でも率先してそのような場面でヨーロッパ式（主にイタリアですが）笑顔＆挨拶をしていると、けっこう気持ちよくなってきます。やった、という感じでしょうか。にこっとすると、やあ奥さんいい天気ですね、などと（下心などなく）こちらが送った以上の挨拶が返ってきたりする。こころが軽くなるんですね。ですから帰国してしばらく

は，無表情で無言の日本になじむのに戸惑いました。そして寂しかったです。

笑顔にこだわってしまいましたが，もちろん話題によってはいつも笑顔とは限りません。が，目の前の人の話をじっと聴くときの表情は，相手に対する敬意と思いやりに満ちていて，やさしくやわらかい。話をするあなたという人ぜんたいを信頼していますよ，という強いメッセージが聴く態度，まなざし，息づかいに確かにあらわれています。

そんな聴き方をされたら，話すほうはもうそこにすわっているだけで落ち着きます。こころがぬくもってきます。許されている心地がすると，身体の一部がぐあい悪くても，きもちが楽になってきます。

言葉がとどいた

聴いてもらう喜び

信頼され，本当に聴いてもらっているという感じがするとき，私の言葉は飾りをもたずに単純になります。すとんすとんと相手のこころに言葉が落ちていくように思えるときは，何度も言葉を重ねたり言い換えたりする必要がありません。それに，言葉のつなぎの間や表情からも私のメッセージと，私ぜんたいを読み取ってくれているので，無理にがんばらなくてもいい。自分の言葉がむなしくならない，数少ない言葉が生きたまま相手に受け取られるのは，喜びの瞬間です。言葉という私の分身が歓迎された感じです。

そのような喜びを，私たちは生きているあいだにどれくらい経験することができるのでしょうか。生まれてしばらくまだ言葉をもたないころには母が聴いてくれました。うーうーと言って手足を動かしている子に「そうなの，そうなの」と大きくうなずいて声をかけたり微笑んだりして時間を共にすごしてくれる人が誰にもありました。だからきっとこうして大きく

なれたのでしょう。しかし，自分のことができるようになって集団に入るころから，きちんと聴いてもらう喜びの機会が極端に減ってしまうのではないでしょうか。

　発表するときは手を上げて皆に聞こえるように話しなさい，自分のことばかり言っていないでクラス全体のことを考えなさい，作文はきちんとまとまった文章で書きなさい，など。なんでもないようなことにふと動かされた自分のこころとからだ，それを誰かに伝えたくて，立ち止まってじっとあたりを見まわしていると，必ず大きな声が聞こえてきます。「早くしなさい，次は何？」と。

前のめりの医療者には聴こえない

　「前のめりの生活」と題した文章の中で鷲田清一氏はこんなことを言っています[2)]。

　　　わたしたちはいつのまに，次の瞬間のことばかり考えるような生活態度のなかにどっぷり浸かってしまったのだろう。どうして人生というものを一本のラインのようにイメージするようになってしまったのだろう。どうして生活のどの瞬間をも有意義に，効率的にしようと焦りはじめたのだろう。

　そうなんですね。ゆっくり落ち着いて過ぎ去ったことを振り返ってもう一度味わったり，想像してみたり，それを誰かに語ったり，そんな話を聴いたりということが，生活のなかでできにくくなっているのでしょう。
　だからこそ，本当に気弱になって白旗をかかげたときくらいは，数分でいいから聴いてもらいたいな，と思います。私の苦しみ，戸惑い，不安を単純な言葉にのせて，聴いてくれる医療者に語ります。一緒に立ち止まって，呼吸のテンポが合わさって，語るのと聴くのが1枚の布のように縫い合わされていくとき，私の言葉はとどいた感じがします。とどいたという感覚が，私に自信をつけてくれます。その調子で続けていいとなると，緊

張して窮屈だったこころがしだいに自由になってくるのがわかります。

私とあなたの言葉はおなじではない

たんに情報のやりとりでなく
　こうして自分の言葉がとどいたと感じたら，相手の言葉も受け止めやすくなります。これはおそらく相手が，私が受け止めやすい形に整えてとどけてくれているからだと思います。そしてこちらも一生懸命わかろうとしています。これがたぶん信頼関係を実践しているということなのかな，と思います。
　片言の日本語で外国人に道をたずねられたら，その人がわかりやすいように，ゆっくりと簡単な言葉で教えてあげますよね。それと同じだと思います。知的レベルなどという見下した言い方ではなく，おたがいに通じたらうれしいから，という発想です。
　言葉がわかるというのはうれしいことです。おかげさまでわかりました，教えてくれてありがとう，と言われるとうれしくて晴れやかな気分になります。なんだかそこの空気がぽっとぬくもるような感じがします。言葉がとどく，言葉が通じる，うれしいというやりとりをしていると，きっと目に見えないエネルギーが発生していると私は思います。そのエネルギーが話をするふたりに何かおみやげをくれるような気がします。おみやげがうれしくて，また話してみる。コミュニケーションの醍醐味とは，たんに情報のやりとりではなく，実はこういうことではないでしょうか。

中身の確認は聴く側の仕事
　言葉はメッセージの容器です。容器を受け取ったまではいいけれど，中身を見ずに適当に放っておいたのではメッセージは伝わりません。下手をすると容器の中で腐ったり溶けたりしてしまいます。人によって容器の選

び方や使い方も違いますので，てっきりそうだと思っていた中身が別物だったということもありそうです。

　また，文字で残った言葉には，その場の空気，光，温度，におい，しぐさ，まなざし，息づかい，表情，などたくさんのことが抜け落ちています。それらと一緒に，その前後の文脈において選ばれた言葉は，他の言葉では置きかえることができないユニークなものだといえるでしょう。ですから，どんな小さな言葉や音声にも何か意味がこめられています。

　それに日常生活では気にもとめない何気ない一言が，特別な場面では急に重みをもってきます。患者は医療者の一言一句に，ため息に，ぎゅっと結んだ唇にこめられた意味を見逃すまいと懸命になります。これからの自分の命運を握るといっても過言ではない人の言葉ですから，これも当然です。

　ところが，医療者はわりと無頓着に患者さんの言葉を見送っているように感じます。見送るというか，関心がうすいといったほうがいいかもしれません。言葉はとどいているようだけれど適当に省略されて伝わっているのでは？　医療者のなかでその言葉が扱いやすい形に変えられているのでは？　違うふうに解釈されているのでは？　と，自分を語った側としては心配になることがあります。

　自分が投げたその意味として通じていたのかどうか，どうすれば知ることができるでしょう。「どういう意味で受け止めておられました？」とこちらから質問するのは，さすがに気が引けます。おつきあいを重ねて，単刀直入なこともときどき話せる雰囲気ができたらやってみるかもしれませんが，それでも遠慮するでしょうね。だいいち聴いてもらっているだけでもありがたいのですから，そんなことをして嫌われたのでは元も子もない。

　ですから，自分が正しく聴けていたかどうかを確認するのは，やはり聴く側の仕事です。これでよかったのか，地図をたどるようにいままで聴いた話を確認してもらえたらいいな，と思います。これこれしかじかでこう

なったんですね，と話し手がつかった言葉を生かしてもらうと言葉を選んだ甲斐があって，大事にされた感じがしてきます。あ，おぼえてくれたのですね，と。

　どこかで道を間違っていればそこまで引き返せばすむことです。容器の中身がきちんと正しい場所に収まるのを確認できてはじめて，言葉が受け取られたと安心できます。安心できないと次の言葉をとどけられません。

異文化としての患者 - 医療者

　外国人に道を教える話を出しましたが，私は患者さんと医療者は異文化だと思うのです。枠組みが違います。つかう言葉にこめる意味が違います。それから時間の感覚も違います。だからそのまましゃべっても通じなくて当たり前なんだと思います。むしろ，「もともと通じるはずのない異文化どうし」というとらえ方から入ったほうが気が楽になるのではないかという気がします。

　イタリアに着いて2日目に私は2歳の娘を連れて散歩にでかけ，道に迷ってしまいました。のどが乾いたと子どもには泣かれるし，私も泣きたいくらいでした。空港では通じた英語も町では役に立ちません。引越しのしたくで手一杯でイタリア語はまったく勉強していませんでした。昔かじったフランス語とかスペイン語とかの断片と辞書さえあれば，などとたかをくくっていたのが災いしました。通じない。

　ジュースとかミルクといった基本語も覚えていなかったんですね。わかるのは自分のアパートの住所だけ。いま思えばそこから2ブロックほどで帰れたのに，地球のこんなところで親子で迷子になっちゃった，と本当に心細い思いでした。

　それがきっかけでイタリア語はよく勉強しました。とりあえず自分の意思は伝えられるようになりました。また，向こうもわかろうとしてくれるんです。私の伝える努力は，わかろうとしてくれる相手の姿勢があったから続いたんだと思います。おかげで私のイタリア語ってすごいと錯覚して

しまいましたが。

　同じ日本語だから最初から通じるはずだ，察してもらえるはずだ，と思いこみをしていると，それがうまくいかないときに必要以上にいらいらしたり腹が立つ。いっそ「顔と言葉は日本人だけど，相手は患者世界の人だからそのつもりでやってみよう」と腹をくくってみるのもいいのかもしれません。それで通じたら，うれしいと思えるのではないでしょうか。

私は走れません

目がこわくなる

　病院では，考えて言葉を選んだり自分に問い直したりしているうちに，答えの時間がさっさと打ち切られることが実はとても多いのです。答えようと思って息を吸ったとたん，別の質問が飛んできます。どっちを答えようか迷っていると，すぐに質問をかみくだいて言い換えたりいろいろ例をあげてくださるのですが，せっかくまとまりかけた考えや答えがそれで中断されて引っ込んでしまうこともあります。

　質問そのものは敬語があって表情も穏やかそうではあるのですが，間髪を入れずに答えを戻さないとどうなるか。

　私の経験では，まず医療者の目がかすかにこわくなります。次の質問でまた間があれば，息づかいにいらだちがうかがえます。私は言葉には出しませんがいささか面食らって，こころの中でつぶやいています——まるで私が目の前にすわったのが運の尽きみたいに，そんなにいらいらの虫を起こさないでください，どうしてもう少し待ってくれないのですか，と。

　これがふだんの生活のなかで起こることなら，これほど黙ってがまんしてはいないでしょう。でも悲しいかな私はここでは何もない，オフ状態の一患者にすぎません。ふだんは私だって早足のこともありますが，オフのいまはゆっくりしか歩けないのです。

患者は歩いて考える

　よさそうな感じに見えたけれど，やはりあなたも「前のめり」なのでしょうか。もっとも診断と治療に時間との戦いの要素が大きいとされる限りは，「前のめり」でない医療者を見つけることじたい無理があるのかもしれません。でも「前のめり」でも，もう少しゆとりと両立できないものかな，と思うのはぜいたくでしょうか。

　着物の裾がはだけない歩幅でゆっくりと，道端の草木にせせらぎのきらめきに目を楽しませて歩く。考えたり感じたりするには，そんなテンポがちょうどいい。京都の哲学の道，奈良の万葉の路，からまつの林，そんなところを逍遙するテンポは，いまの「前のめり」の高速規格では遅すぎるのでしょう。でも，自分のからだやいのちのことを大事に考えるときには立ち止まっていたい，せめて目が動きに無理なくついていくことができて，息の切れないテンポで歩かせてほしいと思います。

　そのような患者のテンポに関連して，竹内敏晴氏が昔のお年寄りの「相槌」について書いている文があります[3]。

　　ひとつひとつ相手のことばの終わりをおうむ返ししてゆく。何とものんびりしたテンポで，要するにどうなんだよ，と言いたくなるくらいのものだが，今になって考えてみると，これは相手の『身になって』相手の目で見たものごとを一つ一つ体験していっていることではないか。

　そして「人の身になる」とは，ある瞬間に成り立つ理解のことばかりではなく，それを出発点として，長い時間をかけて相手と築き上げてゆく「関係」のことなのだ，と言います。

　患者さんという相手のテンポにあわせるには，「前のめり」の精神と習慣をいったん放棄しなくてはなりません。医療者にとってはおそらく勇気と決断のいることでしょう。

　けれども，そうして自分の時間と存在を相手のために投げ出して，患者

さんの答えがみずから出てくるまで待つ，そのための沈黙は患者さんが話しはじめるための助走だと考えて決して取り上げたりしない，そういう姿勢をたとえ数分でも示してもらえれば，それだけでうれしい。歩いて考える人を許す，そうすることで関係が始まり，信頼が育つ，そんなふうになったらいいですね。

　忙しい人は，とかく沈黙とは気まずいもの，情報がゼロで価値のないものと考えがちです。しかし，自分にとって大事なことを質問されてクイズのように間髪おかずに反射的に答えるほうがむしろ不自然でしょう。偽りのない自分を答えようと思って，ふさわしい言葉を選び，その言葉を発するために息を整える，そのあいだが沈黙になるのなら，その沈黙は「言葉が生まれる母胎」[4]なのです。

わからないことをわかってほしい

長いおつきあいをしなければならないのだから

　言葉はとどけることができました。言葉もわかってもらえました。ですから，私がいかにして白旗をかかげてオフになったのかは伝わったと思います。ここから一緒にエイリアンの正体さがしが始まります。

　正体をつきとめて退治する，単純にいえばこれで医療の目的は達成されるのでしょう。それで十分のときもあります。さっさと元の生活に戻り，病気のことはきれいさっぱり忘れてしまう，たぶんそれができればいいのだと思います。「必要な部分だけ医療の専門家として手伝ってもらえれば」，そんなかたちで医療を利用できればそれがいいのかもしれません。

　しかし，長い人生を病気と共に過ごすことが多くなりました。成人になってから平均寿命まで50年以上，しだいに死に近づくなかで人はなにかしら病いを得ています。退治して戦線復帰できる病気はむしろ少なく，それとともに医療者に手伝ってもらう期間が見通しがつかないくらい長くな

りました。それまでは「いまさえ目をつぶって病気が治ればもうここに来ることはないのだから」と我慢できていたものが、エイリアンの正体によっては長いおつきあいをしなくてはなりません。

　それは患者にとっても負担なことですが、おそらく医療者にとっても気が重いことでしょう。出口の光が見えないトンネルにこれから入るわけですから。患者にとってのなぐさめは、暗いトンネルを、ひとりではなく、医療者と一緒に歩いていけることです。手を伸ばせば届く距離にいつも医療者がいてくれる、その安心感を支えに、真っ暗な道を進む勇気がわいてきます。

急いでわかってもらう必要はない

　その何者かの正体をつきとめるために、私のことをいろいろ調べてもらうことになります。

　血のつながった家族で病気になった人は？　いままでに大きな病気をしましたか？　健康診断で指摘されたことは？　ほかに心配なことは？　自分でこれは何の病気だと思いますか？　ご希望の検査は？　むずかしい病気がわかったとき知らせてほしいですか？　悩みは？　家庭や仕事で困ることは？　お一人ですか？　食事は外食ですか？　生活は不規則ですか？　ご家族は？　お子さんは何人？　高校生ですか、それはいろいろたいへんですね。ストレスはありますか？　それはご心配ですね。そうですか、わかりました。よくわかりました。たいへんですね……。

　わかってもらえたようですが、何がわかったのか、こちらにはさっぱりわからないことがあります。ほとんど医療者で答えを用意していて、こちらはその中に押し込められてしまったように感じます。一人合点というか、思いこみというか。夫婦と子ども2人の家庭の専業主婦ならこれ、一人暮しならこれ、管理職ならこれ、と少ない類型に割り振られていく。

　十把ひとからげで、わかりました、と言われてすっきりした顔をされてしまうと、話のつぎ穂がみつからなくて困ってしまいます。

同じ一つの疾患にも，患者さんの数だけ病いの色があります。だから簡単にわかるわけがない。核家族で身近な人の病気や死を直接見ることが少なくなって，昔ほど死を意識しないで生活を送るようになりました。医学生や研修医の年代ではまだ親の死を経験する人は少ないでしょう。

　私の場合，自分の身近な人が死に，自分も必ず死ぬと意識してから，世界がそれまでとは異なって見えてきました。明るく見えていたものが急に色あせ，それと同時に自分のなかで殺していたものが抑えられなくなってくるのがわかりました。人が病気や死に出会うとこれほどまで大きな波をかぶるのかと，自分をもてあましていたころもあります。

　ですから，数分の話だけで全部わかったと簡単に思いこまないでほしいと思います。少なくとも，理解済みという印をおさないでください。そんなところで終わらせてしまっては，もったいないこともきっとあるはずです。

威張らないあなたを信頼する

ケアとは威張らないこと

　暗いトンネルを一緒に歩いて，そばにいてもらいたいと思う医療者とは，私のことをずっとわかろうとしつづけ，これでわかった，と線を引いてしまわない人です。線を引くという一方的な姿勢は，学校の先生などによく見受けられますよね。

　高校の数学が苦手だった私は，ある数学教師に完全に無視されていました。廊下ですれ違って挨拶しても，ちらとさえも私を見ないんです。目上の先生だけど，なんだかとても失礼な人だと思いました。その思いがあるので高校で英語講師をしたときには，どんな生徒にも人間としての礼だけは失しないぞ，と固く決めていました。同僚のなかにはとことん成績の悪い生徒のことを，あんなのくずですよ，と言われる方もありましたが，

学校にしろ医療にしろ，建物と枠組みの中にいる人は，どうしても外から入ってきた人の上に立ってしまいます。「専門知識と技術があるから」という理由で，おたがいこの世の空気を一緒に吸っている仲間だという気持ちが飛んでしまうことがあるように思います。

　医師の徳永進氏は，ケアの本質は威張らないことだと言って患者さんと世間話をするのだそうです[5]。また信田さよ子氏は「放っておくと援助者は『上』になってしまう」ので「援助者と被援助者の等価性を保証する」必要があると，次のように言います[6]。

　「あなたが私の前に座ることで私は援助をする。それをあなたに求められていると思うから。でも私もあなたの援助をすることがどこかで必要だったんです。だからずっとこんな仕事をしています」と感じられる。このことが援助者－被援助者の等価性を保証するのではないだろうか。

楽しんでくれたらうれしい

　上に立っていると上からしか見えません。小さな子どもと散歩すると，道端のたんぽぽとかきらきら光る石をよく見つけてくれます。私がひとりで歩いていてもまったく気づかないところに，猫がひなたぼっこをしていたり。しゃがんで子どもの目の高さにあわせてみてはじめて，へえーこんなふうに見ているの，とびっくりしたことがあります。

　ですから医療者にいつまでも上にいられたのでは話をしてもわかってもらえそうもないし，一緒に並んで歩いてもらえるようには思えません。それなのに「わかります」と簡単に言われたときのとまどい。昨日の私と今日の私は違うように，生きている限り変わりつづけています。むしろいつまでもわからないというのが本当のところでしょう。

　だからといって，最初からわかることをあきらめてしまったのでは，出会った甲斐がありません。できればあなたが自分のために，自分でおもしろくなるために私につきあってもらえたら，それがいちばんうれしいで

す。一緒に驚いたり，喜んだり，笑ったりしながら，私があなたの患者になったことを楽しんでもらえればな，と思います。

　そうでなくちゃ，わざわざ暗いトンネルにつきあってもらうのに申し訳ないではありませんか。おたがいいつかは死ぬ身。ご縁があってあなたの患者になりました。これからもどうぞよろしくお願いします。

引用文献
1) 山岸俊男『信頼の構造』東京大学出版会，1998年
2) 鷲田清一『だれのための仕事』岩波書店，1996年
3) 竹内敏晴『癒える力』晶文社，1999年
4) 早坂泰次郎『現場からの現象学』川島書店，1999年
5) 徳永　進『話しことばの看護論』看護の科学社，1988年
6) 信田さよ子『アディクションアプローチ』医学書院，1999年

参考文献
・野村直樹「無知のアプローチとは何か」『ナラティヴ・セラピーの世界』日本評論社，1999年
・早坂泰次郎『〈関係性〉の人間学』川島書店，1994年
・西阪　仰『相互行為分析という視点』金子書房，1997年
・土居健郎『新訂　方法としての面接』医学書院，1992年
・河合隼雄『カウンセリングの実際問題』誠信書房，1970年
・竹内敏晴『教師のためのからだとことば考』ちくま学芸文庫，1999年
・鷲田清一『「聴く」ことの力』TBSブリタニカ，1999年
・林　道義『父性の復権』1996，『母性の復権』中公新書，1999年
・チャールズ.RR.ハインド『いかに"深刻な診断"を伝えるか』人間と歴史社，2000年
・淀川長治『生死半半』幻冬舎，1995年

ようこそSPの世界へ ❷

なぜ「癌告知」の演習をしないか

　東京SP研究会では,「癌告知」のような事例の演習は積極的にはとりくまないようにしています。目の前の模擬患者は本当は健康であり,そのような人生の窮地にたっているわけではないとわかっている医療者(学習者)にとっては,演技が深刻になればなるほどかえってリアリティが乏しく感じられるようになってしまいます。演技が目について,「なんなんだろう」としらけてしまい,かえって演習の効果が薄くなったり,ときには反発を招いてしまう可能性があります。

　このことを鷲田清一氏は「ロールプレイングゲームでロールばかりが見えてくるようなもので……見えてくるのは動作の型とか人間関係における相手との距離感の取り方ばかりで,……なにかもどかしいズレがつきまとう」と控えめに述べています(加藤典洋・鷲田清一・多田道太郎『立ち話風哲学問答』朝日新聞社, 2000 年)。

　癌という病名を告げるには医療者の側にそれなりの臨床経験が必要ですし, そのバックグラウンドがあってはじめて適切な説明が可能です。病院では研修医クラスの医師に単独でこのような説明をしてもらうことはありません。実際にこのような病名を告げるには, 1日あるいは数時間でも,それまでに患者と医療者とのあいだにつきあいの積み重ねがあるはずですし, タイミングもあります。人間関係の上に, 本当に自分が責任をもってこの患者さんに最後までつきあうという覚悟を背にして病名を告げていくのです。患者と良好な信頼関係を築ける医療者の育成を目指した医療面接演習なのですから, それまでの人間関係を軽視するような演習をおこなうべきではないと考えています。

　一方, 病名を告げられる人がその場面で抱く気持ちは私たちの想像をこえるものでしょう。同じ人でもそのときの状況によって気持ちは大きく変わるはずです。演技しきれるものでないだけでなく, このような人の気持

ちを想像で演じることにはある種の不遜な感じがありますし，演技もステレオタイプで平板なものとなるおそれがあります。

このような演習で，医療者の態度の問題点を指摘することは不必要な心的外傷を与える可能性もありますし，逆に，「告知はこの程度のものなのか」と軽く受け取られてしまうこともありえます。場合によっては，「教育はこの程度のものなのか」と医学教育自体が軽くみられてしまう危険もあります。

同じ理由から私たちは，「外見上明らかな症状のある患者」「不安の強い患者」「特殊な性癖（緘黙や多弁など）や状態（怒りや悲嘆）の患者」の演技も，できるだけ控えるようにしています。こうした状況は一人ひとりの患者さんによって千差万別です。人の不安も，多弁になる理由も「医療のなにかに怒る」理由もさまざまです。本当の怒りは，それまでの事情や事実を背景にした本当の対応でしか解けないものですし，そのつど違うプロセスです。こうした演習は，変わった患者，困った患者への「安易な気づかいと，うまいあしらい方の演習」になる危険があります。SPの「不安が取れました」とか「腹立ちが収まりました」というようなフィードバックも，かえって患者のつらさを軽く受け止めてしまうことにつながるかもしれません。

リアリティが大切なのは，演技だけではありません。臨床現場のリアリティのない助言（「そんなことを言っては現場は混乱するよ」と思われるような助言）も，このような演習の意義を薄めてしまいます。

私たちは，ごくふつうの疾患について，平均的な患者（つまり模擬患者をする人のふだんのありのまま）の日常的な初診の場面での演習をとおして，学習者の問題点を見出すようにしています。そこがきちんとできる人は，どのような場面でもきちんと患者さんと接することができると思っています。

［日下隼人］

II

SP実践事例

SPとの医療面接実習は，生身の医療者と，おなじく生身のSPが面接をします。その時，その場で，何が起こっていたかをふりかえって，コミュニケーションについての気づきのきっかけにします。ですから，実際にはその場にいなければ，あるいは当事者本人でなければ，本当の味はわかりません。VTR収録をしても，そのアングルで，そのレンズを通しての映像しか再生できません。面接をする二人の目に直接カメラをとりつけたとしても，匂いや温度，全体の雰囲気など生身の人間が感じるすべてを機械がとらえることはできないでしょう。

　その意味では，文字だけでSP実践事例を表現することには限界があります。会話で出された言葉は面接全体のコミュニケーションのごく一部にすぎません。しかし，手法を尽くしてどんなに詳細に記録しても，記録を読んでその場の当事者になることは不可能です。

　ここではむしろ小説の会話のように，二人のやりとりの雰囲気を伝えることができれば，と考えました。表情やしぐさ，声のトーンや間のとり方などについても，必要最低限しか記していません。読む方がそれぞれに思い描いてくだされば思います。

　実習者の医療者とSPからの感想の後，「医療者の目」から日下が，「SPの目」から佐伯がコメントを付け加えました。両者が同じようなことを異なる言葉で言っているかもしれませんし，まったく相反することを述べているかもしれません。コメントの内容については日下と佐伯であえて協議はしませんでした。

　ただ，おそらく共通していると思われるのは，いわゆる医療面接技法として面接の手順を論じるのではなく，素人のナイーブな感覚に注意を向けている点です。技法からこぼれおちる，あるいは技法以前の問題を，私たちは実習をしながらいつも感じているからかもしれません。

Scene 1
医師 vs. 園田由貴子

> **設定**
> ◆「園田由貴子」51歳女性。内科外来初診。
> ◆ 2週間前からの不眠・倦怠感を訴えて，自宅近くの一般病院外来を受診。以前にも風邪などで数回受診したことがある。本日の医師とは初対面。

Dr.──園田さん，どうぞ。内科の□□と申します。
　　　（患者が椅子に座りきらないうちに）どういたしました？
園田──夜分なかなか寝つかれませんで，ね。
Dr.──寝つけない？
園田──はい。
Dr.──といいますと？
園田──…なかなか眠れませんで，眠っても…すぐ…目がさめてしまうんです。
Dr.──それは困りましたね，つらいでしょ。
園田──…それで，また，一度目がさめるとそのあとがまた，なかなか眠れませんで…。
Dr.──え，そうですか。(カルテに目を落とす)
　　　いつごろから？
園田──そうですね，2週間ほど前ごろからです。
Dr.──ふん。(カルテを見て) ちょっとお聞きしてよろしいですか？
園田──はい。
Dr.──いまの症状でほかのお医者さんにかかられたことありますか？

園田──あ，いいえ。

Dr. ──ない？お薬とか飲まれたことは？

園田──いえ，何も飲んでおりません。

Dr. ──うーん，じゃこちらがはじめて？

園田──はい。

Dr. ──あ，そうですか。

　　　　（カルテを見て）今ご家族の方は？

園田──（下を向いている）主人と息子がおりますけれど。

Dr. ──うーん，息子さんはおひとり？

園田──…はい。

Dr. ──息子さんは結婚されてますか？

園田──…あの，まだ，17なんですけど…。

Dr. ──高校2年生？

園田──はい。（下を向く）

Dr. ──いま，進路とか？

園田──…はい，あの…いまちょっと入院しておりまして。（下を向いて）

Dr. ──あ，えーと，差し支えなければどういったことで？（じっと顔を見る）

園田──ちょっと交通事故で，え，

Dr. ──うーん，そうですか。ええーっと，それっていつごろ？

園田──3か月前なんですけど。

Dr. ──じゃ，もう3か月もずっと入院されたまま？

園田──はい。（下を向いて）

Dr. ──（カルテにむかったままで）そうですか。

　　　　（患者を一瞬見て）心配ですね。

園田──（いったん上げた顔を再び下に戻す）

Dr. ──息子さんの病状ですけど，それについてはなにか先生のほうからうかがってますか？

園田──…あの，手術を2度ほど，受けたんですけれど，

Dr. ──うんうんうん。

園田──これ以上もう，よくならない，って，背骨を折ったもんで。

Dr. ──うんうん，あの，脊椎折られて？

園田──これ以上はちょっとよくならないので，……これからは車椅子の生活になる……

Dr. ──車椅子だったら手は動いているけど，足のほうが？

園田──そうなんです，はい。（下を向く）

Dr. ──ああ，なるほど。ではそのリハビリのこととか病院のこととかお考えになって，いまお困りになっているわけですね？

園田──（下を向いたままで）………無免許で乗ってたものですから。

Dr. ──えっ。といいますと，事故に遭ったのは息子さんだけ？

園田──起こしたんです。

Dr. ──相手は？

園田──ガードレールにぶつかったんで，相手を傷つけるということはなかったんですけれども，

Dr. ──ふんふんふんふん。そうですか。

園田──（身を起こして）なんか，もうこれから，どうやって息子に接したらいいかとか，主人に，おまえの育て方が悪かったからだって責められて……

Dr. ──そんなことおっしゃられるんですか？

園田──（黙ってうなずいている）

Dr. ──じゃ，ご主人とは，これからどうするかについて，そんな相談する機会とかは？

園田──いちおう起きてしまった事故はしかたがない，とは言ってはくれるんですけど，

Dr. ──ふんふんふん。

園田──やはりひとり息子ですから，ある程度主人も期待していたとは思うんですけれど，私の育て方が悪かったんじゃないかと言われますと

……（下を向いたまま）

Dr.──そうですか，わかりました。じゃ，まとめますと，2週間前から眠れなくて，寝ても，途中で起きてしまうと。なかなか眠れなくて困る。で，ご家族で息子さんが事故で3か月入院されていて，見込みはなかなかむずかしいといわれている，と。

　　　で，ご自身では，眠れないということで，なにか心当たりというか，ほかにありますか？

園田──あの，とってもだるいもんですから，肝臓が悪いととってもだるいと聞いたことがあるので，肝臓でも悪いのかな，という気もしてるんですけれど。

Dr.──心当たりとか？

園田──いいえ，別にありませんけれど。

Dr.──検診とかは毎年受けていらっしゃいますか？

園田──いいえ，ここのところ受けておりませんので。

Dr.──うーんそうですか。じゃ肝臓もご心配ということですね。

園田　ええ，気になります。

Dr.──だるいほかは，むくみとか，鏡を見て顔色が変わったとかそういったことは？

園田──あ，それはないです。

Dr.──お熱が出るとか？

園田──熱はございません。

Dr.──…ほかになにかお困りのことは？

園田──やはり息子のことが，あの，

Dr.──息子さんが心配。

園田──まだ，車椅子の生活になるということはまだ話してありませんので，…どういうふうに，息子に，接してよいのか……

Dr.──心配ですよね。うん，わかりました。

　　　まず，眠れないことですけども，もし差し支えなければお薬をお出

ししようかと思っているんですが，よろしいですか？
園田——別にあの，なにか，くせになるとか，副作用とかそういうことは？
Dr.——もちろん副作用のない薬はありませんけど，決してね。そういったまあ依存の問題とか，それ以前にあなたがいまつらい，眠れないことがあるわけですから，まずそれが治るまでは使ってみていいと思います。それで，その効果について，ま，来週の水曜日にまた，私この時間に外来やってますから，そのときに効果のほう，ぜひ教えてください。
園田——ああ，そうですか。
Dr.——それから，今日もしお時間あったら血液検査をさせてほしいんですけど，よろしいですか？ 肝臓のこととかもある程度わかりますので。
園田——は，そうですか。
Dr.——そういったところでよろしいでしょうか？
園田——はい，よろしくお願いします。

医師役の感想

　困りました。眠れないということを訴える方は非常に多いんですが，まさかこんな背景が……。問題が大きすぎて，ここでどう対処していいのか。ここであの，急にアクティングアウトされたらどうしようかと，私は実は内心とても心配だったんですけれども，まず眠れないということをお薬で治して，あとはもうちょっとつきあうことでお話しすることにしようと思いました。

SPの感想

　とってもよく聞いていただけたと思います。私のつらさをわかっていただけたと思います。目的は眠れないこととだるさなんですけれど，やはり息子のことがものすごく大きくのしかかってきていて，主人にも責められているし，まわりに気持ちを聞いてくれる人がいなかったので，ですからそれを聞いていただけた，というのはすごくうれしかったです。それで身体のほうについては，肝臓は血液検査でわかるし，眠れないのは薬をくださるというので安心しました。私の身体を気づかってくださったのはありがたかったです。

　ただ，「わかりました」とか「つらいでしょ」とか言ってくださるんですが，本当に私の気持ちをわかってくださっているのかな，と思うことがありました。それと私にとっては全体に早口で，ときどきさえぎられてしまうことがあったのは残念でした。

| コメント 日下 | ## わかるわかるはわからない |

　「眠れない」→「はい，まずは薬」という反応のほうが一般的ななかで，このように背景を聞き出してくれるというのは，それだけでよいコミュニケーションをとろうとしている医師であることがわかります。

　とはいえ，「困りましたね」「心配ですね」といった言葉が，言葉だけで言われている印象があります。もともと他人の気持ちは簡単にはわかるわけではありませんし，共感となればもっとむずかしいことです。

　「わかる，わかる，お前の気持ちはよくわかる」

　「お前に俺の気持ちが本当にわかるっていうのか」

という酔っ払いの会話は，なかなか正しいところをついています。あまり簡単に「わかられ」てしまうと，かえってその人を信じられなくなるのではないでしょうか。医療者の「よくわかります」という言葉に対して，多くの患者さんは心の中で「あなたに本当のことなんかわかるもんですか」とつぶやいているはずです。

　私自身はコミュニケーション演習で「共感的な言葉があってよかった」とか「共感してもらえた」というような言葉は言わないようにしています。あえていえば，わからないなりに相手がどう思っているのか感じてみようとする言葉や態度（わかろうとするとき，人は自分の態度で相手をなぞるものだという人がいるくらいですから）のなかに「共感」を感じとることがあるという程度ではないでしょうか。そうすると，同じ言葉でも，もう少し「間」をおいて，「そうなんだろうなあ」という思いを込めた言葉が出てくるかもしれません。

　ご主人のことも「そんなことおっしゃられるんですか」というように，他人が評価的に言いきってしまうのはどうかと思います。もっともこのような言葉を聞くと，妻が「いえ，そんな悪いことではないのです」と自分で答えを見つけだすこともありますし，逆に弁護するのもよくないのです

が。

　言葉づかいがやや粗雑で，質問も「息子さんだけ?」というように文章の後半を省略したり，「ふん，ふん」というような返事をしています。これって，対等の人や目上の人には言わないですよね。それでも園田さんがいろいろ話してくれるのは，聞き方がよいということもあるのでしょうが，ひとつには相手が医師だからです。

　医師と患者の関係では，患者が医師に気をつかい，医師に合わせようとしてコミュニケーションがなんとかとれていることが決して少なくはありません。このような非対称の関係のなかでのコミュニケーションだということを忘れないようにしないと，「自分はとくにコミュニケーション技術なんか勉強していないけれど，けっこううまくやれている」と勘違いしてしまうこともあります。医者は，白衣に，病院の名前に，医学界という世界に守られているから，いまのようにできているのです。

　模擬患者演習では，誰もが人に見られても恥ずかしくないような面接をおこなおうとします。観客を前にした役者として「演じて」いるわけです。それで演習の場面では，たいていの人は礼儀正しく，ていねいに面接をしています。現場でも医者や看護婦という職業を演じているのですが，どうしても観客がいないぶんだけ粗雑になってしまうようです。そうなれること自体，医療者と患者の力関係が非対称的であることのあらわれなのです。

　粗雑な面接には，以下のようなものがあります。
・始めや終わりにあいさつをしない。
・白衣のボタンもとめず，聴診器を首にかけたまま話している。
・敬語をつかわずに患者に話している。
　→「うん，うん」というような返事をする。「下痢は?」というような，言葉を省略した聞き方をする。

- 「おばあちゃん」「おかあさん」などと，相手の人を固有名詞で呼ばない。
- 尋問のような質問の仕方をする。
- 十分な説明をしない。しばしば説明を忌避する。
- 十分な同意をとらない。
  - →「検査をしてきてください」というだけの指示，「薬をあげる」というだけの説明，いずれも相手の同意を確認しない。
  - →次回の来院日を決める際に，相手の都合を先に聞かない。

これらはむずかしいことではありません。お隣の人と親しくおつきあいするときには，どれも必ず守っていることにすぎないのですから。

コメント 佐伯 終了の合図

　この面接は東京SP研究会が活動を始めてまだ2年くらいのころに，若い研修医を対象におこなわれました。そのせいだと思うのですが，SPが気をつかった感想を述べています。

　研修会という場で自分の面接が俎上に乗せられ，一言一句，一挙手一投足が批判の対象とされるかもしれないわけですから，研修医の緊張と動揺ははかりしれません。急用ができて欠席していればよかったと思うこともあるでしょう。でも，良い医師になりたい，という気持ちが底にあるからこそ，このような場にも参加されておられるのです。その気持ちを大事にするような感想の述べ方を考えるのが，実はSPがいちばんこころをくだかなければならないところだと私は思っています。

　このSPもそう思ってのことでしょう。傍目には，あれ，と思うような言葉や雰囲気が見えていても，あえてそれを出さずに「聞いてもらってう

れしかった」と言っています。それで感想が終わってしまったので，私が「"つらいでしょ"と簡単に言われたときはどう感じましたか？」と聞いてみてはじめて，「本当にわかってくださっているのかなと思った」とのことでした。

　では，この面接のよかったところを大事にして，私が気のついた点をあえて付け加えます。
　言葉は，その場の状況や会話をする人の関係によって省略されます。手術中に「メス」の一言で意味が通じしかも失礼に聞こえないのも，親しい友人に「私コーヒー」「来週ヒマ？」でぶしつけではないのも，その状況や関係だからこそですね。きまりだから，わかりあっているから，省略された部分を補って理解するのが当たり前だったり不快ではないのでしょう。
　ところでこの面接は初診ですから，初対面です。最初はやはり省略なしの完結した文章でお話しいただくほうが，まじめさや誠意が伝わってきます。話し言葉は時代とともに変化しますが，若い医療者に友達どうしの話し方と同じ口調で面接されると，複雑な思いになります。「～とかは？」という質問では，「とか」の後に省略された部分を実は患者さんが補ってわかってくれているのです。眠れない，つらい，という気持ちのうえでは極限に近いこの患者さんの側のほうで，医師の側の省略を許し，足りない言葉を察してあげているわけですね。

　もう一点この面接で気になったのは，患者さんがぽつぽつと気持を話しはじめると，「わかりました」と区切りをつけてしまうことです。この場合の「わかりました」は私には終了の合図に聞こえました。その合図のもとに患者さんは話をやめてしまいます。「患者さんにアクティングアウトされたらどうしようか」と内心心配だったと感想を述べておられますが，それがこの言葉になっていたのですね。

「わかりました」は，使い方によっては相手を拒むように，冷たく聞こえてしまうことがあります。それまでせっかく一生懸命聞いてくださっていたのに，あわてて店じまいされている感じがして少し残念でした。

とはいえ，目の前で泣かれると困る，どうしよう，という困惑を表面に出さずによくがんばってくださったと思います。こういう正直な感想を述べることができるのも実習全体の雰囲気があたたかいからだといえます。医療者がこの戸惑いを自覚していることが大事なのだと思います。「焦っている自分，困っている自分」をわかったうえで，いま自分がしていることを見つめて，これからすることを考えられたら少しは楽になるのでは，と思います。

「もうちょっとつきあって話をきこうと思った」との感想も述べておられます。できれば今度は，そのままを伝えてみてはどうでしょう。「今日は最初であまり一度にお話を伺えないけれど，これからもおつきあいしますよ」という内容のメッセージがもらえたら，患者さんはうれしいでしょう。

Scene 2
看護婦 vs. 園田由貴子

> **設定**
>
> ◆「園田由貴子」51歳女性。（Scene1と同じ患者）
> ◆入院患者は息子（17歳）。バイク事故で3か月前に入院。脊髄損傷。2回目の手術を終えたばかり。現在は下半身麻痺状態。今日，主治医から「手術の結果について説明しますからご主人と一緒においでください」と言われた。病院内では，おもに母親がひとりで息子の世話をしている。
> ◆看護婦はこの患者についてひととおりの経過を知っているが，担当ではないのであまり話をしたことはない。病棟の隅の長椅子にひとりで座っている園田さんに，夜勤務明けの看護婦が声をかける。

Ns.──あの，いままでお話したことないんですが，どうしましたか，お母さん？

園田──あ，どうも，え，（手にハンカチを握ったまま）いま病室に行ってきたところなんですけど……あの，2回目の手術したんですけど，それで，主治医の先生がお話ししますので主人と一緒にくるようにとおっしゃって，

Ns.──あ，そうですか。あの，私いま仕事終わったところなんですけど，少し時間があるので，お話させていただいていいですか？

園田──（軽く2度うなずき，下を向く）

Ns.──（長椅子の隣に座る）手術終えられたばかりですよね。

園田──そうなんですけど，

Ns.──疲れるでしょう？ほとんどお母さん付添いになられて（顔をのぞきこむように）ねえ，お疲れでしょう？

園田――（首をかしげて）…うーん，…私の疲れより…少しでもよい結果が出て
くれたらとそんなことばっかり思ってたんですけど，先生のご様子
から…なんか…あまりよい結果じゃないんじゃないかな…って感じ
したので，……いまね，病室で顔見てたら，つらくなっちゃってね
え。

Ns.――そうですか。（微笑んで）でも，息子さん，すごく素直な息子さんで
いらっしゃいますから，一生懸命ね，お母さんの看護にね，報いよ
うというのかがんばろうという姿が。

園田――そうですか？

Ns.――私たち，直接かかわってないですけど，私たち看護婦の目から見て
もね，それがすごくよくわかるんですよ。

園田――そうなんですか？

Ns.――だから息子さんも，お母さんが自分のために一生懸命看護してくれ
ているのをわかって，それにこたえるように，つらいけどがんばっ
ておられると思うんですよ。

園田――………

Ns.――ですからお母さん，まわりの方もつらいと思うんですけど，息子さ
んもがんばっておられるんですから，本当につらいでしょうけど，
がんばらないといけないですよね。（じっと見る）

園田――……（下を向いて）2度目の手術でなんとか少しでもよい方向になっ
てくれればと思っていたんですけど……もうあの子は自分の足で二
度と歩けないんじゃないかと思って……なんにも親としてしてやれ
ないつらさっていうか，

Ns.――私もね，いまの病棟でたくさん患者さん見てますけど，何人も息子
さんと同じような体験をなさった患者さん見てますけど，本当に，
もうたいへんだと思います。だから前向きの姿勢でがんばらないと
いけないという気持ちを少しでも私たちで手伝いできたらと思っ
て。

園田──ええ,それは,ありがとうございます。
Ns.──ご家族の方は私たち以上にたいへんだと思うんですけど,やっぱりご主人も,お父さんも,息子さんのことに関してたいへんというか,やっぱり男同士でなければわからない心理っていうのも,ありますしね。
園田──ええ,ああ,そうでしょうね。
Ns.──お父さんもかなりショック受けておられると思うんですけど?
園田──やはり,一人息子で,…父親なりの期待っていうのがあったと思うんです。それを思うとつらいだろうと思うんですけど,……でも,私たちのつらさも,うん…悲しい仕事なんですけど,…本人がね,はっきりしたことをまだ聞いてないのでね,…あの子がそれを聞いたときに,どんなにかつらい思いかなと思って…そんなほうがかえって私にはつらくなるんですよね。
Ns.──きっと先生も,やっぱりタイミング(語尾を上げて。以下「?」),話をするタイミングをどうしようかと,きっとその様子をみておられるんだと思うんですよね。
園田──………
Ns.──ま,それで,いちばん息子さんが現実を(?),うけとめられるだけの気持ち(?),そのへんを,先生たちもきっと見つけてお父さんお母さんにお話されたうえで,少しずつお話されると思うんですよ。それを聞いたときに,別のかたちでお父さんお母さん息子さんがいろんな感情になってくると思うんですけど,そのときに前向きでがんばれるように,私たち微力だと思いますけど,がんばらせていただきますので,なんでもおっしゃってください。心配なさらずに声をかけてください。(顔をのぞいて)
園田──ありがとうございます。(下を向いて)
Ns.──さしあたり,いまはどんなご様子なんですか?
園田──……今度の手術に賭けてみましょうということだったんですけど,

　　　　先生がはっきりこちらをご覧にならずに…明日お話しますからって
　　　　…だから，やっぱりだめだったのか…と。
Ns.　──そうですね，先生にお聞きしていないので何とも申し上げられませ
　　　　んが。
園田──あの，車椅子ということなんでしょうか……
Ns.　──そうですね，その可能性もあるかもしれませんね。
園田──一生，……そんな生活になるとしたら，どういうふうにあの子を…
　　　　うん…受け止めてやればいいのか…ちょっと，いまは考えられな
　　　　いんですね。
Ns.　──(微笑んで) 予期せぬできごとだけに，これからのことを考えると不
　　　　安はつのるばかりだと思うんですけど，もし先生からの説明が最悪
　　　　の説明であったとしても，まずは，いかにして息子さんに (?)，
　　　　現実を受け止めさせるかということに，ご両親お父さんお母さんま
　　　　たつまずくと思うんですけど，私たちでねまた，お話きいてあげら
　　　　れるかどうかわかりませんけど，ほかにもケースワーカーとかいろ
　　　　んな分野の人がいますので，お話きいていただくだけですっきりす
　　　　ることもありますので，いつでも気軽に声をかけてください。
園田──(下を向いてうなずく)

看護婦役の感想

　頭ではわかっているつもりなのですが，やってみると，ぜんぜんうまくできませんでした。頭の中で考えていることをそのままやっていると，変につくってしまって，いつもやっていることなのに，どうしてうまくできないのかと，そればかり思っていました。やる前は自然体でやろうと思っていたのに。でも，いい体験をさせていただきました。

SPの感想

　最初の言葉かけがやさしくて，私が疲れていないかと気づかって，ねぎらっていただいて，うれしかったです。とてもしっかりした看護婦さんで，なんでもご存じで驚きました。

　ただ，前向きに励ましてくださろうという気持ちはよくわかったのですが，私はまだそこまで気持ちがいっていないのです。その事実がまだ受け入れられないのです。まだ，ニュアンスでしかない。そしてまだ期待をもっているんです。そのときに「前向き」にと言われても，そこまでいかないんです。

　やさしくてあたたかいのですが，なんだか，私のつらさをわかるより，私を引っぱろうとする力のほうが一生懸命だったような気がします。

> **コメント　日下**
援助強迫症にかかっていませんか？

　勤務明けなのに声をかけてくれるということだけで，患者にとってこの看護婦は特別な人になります。「あなた方のことを肯定的に見ていますよ」ということや「応援しています」ということが，多くの言葉をとおして伝わってきます。

　ただ，肯定的に見るということは，相手の否定的な面もさしあたりはそのようなものでしかありえない姿として認めるということですから，「がんばれ」と繰り返されると，現在の自分のありようが肯定されていないと園田さんは思ってしまうかもしれません。「つらいけどがんばって」と言うとき，どうしても力点は「がんばって」にかかりますから，園田さんにしてみれば「つらい」ということがどのくらいわかってくれるのだろういぶかしく思います。

　「つらい」というところで身動きがとれない状態の人には，いまは身動きがとれなくて当たり前であり，「がんばりすぎないほうがよいのだ」ということ，そして私たちは必要ならばいつでもお手伝いをするつもりであるということが伝えられればよいのだと思います。

　医療者はついつい「援助しよう」とがんばります。でも「援助者」の資格を，医療者はあらかじめその患者さんから与えられているわけではありません。多くの人があらかじめ資格があると錯覚し，その「資格」のために「何か援助しなければ」という"援助強迫症"にかかったりしてしまいます。周囲から善意が強迫的にいっせいに迫ってくれば，病気の人はたじろいで，いっそう身動きとれなくなるということもありそうです。

　病気は一人ひとり違うものですから，この先どのようなことが起きるかは予測しきれないことですし，病気の受容には時間に解決を委ねなくてはならないことも少なくありません。「他の人も……ですから」という言葉は，慰めよりはむしろ「こうしなくてはいけない」というように聞こえて

しまうかもしれません。「これまでの経験では」という言葉も，一回限りの自分だけの経験をしている人にとっては，十把一からげにされたようで経験への信頼より不快感が先立つ場合もあるでしょう。

　ケアというのは，病気の人の手をとって引っぱりあげることでも後ろからぐいぐい押すことでもないと思います。2，3歩後にいて，その人が後退してきたらその後退を和らげるように手を添えるというようなことだと私は思っています。

　医療者（とくに医者ですが）は，患者に対して全知全能のように振る舞わないといけないとか，権威がないといけないと考えがちです。そうしないと患者が不安になると本気で思っている人もいるようですが，病気の人の鋭い感覚はそういったこけおどしはすぐに見抜いてしまいます。

　「なんて言ったらよいかわからない」と言う人に答えを出すより，「本当にわからないですよね」というようなところから話をしてよいのではないかと思います。"ふつうの人間としての言葉"に支えられることのほうが多いのではないでしょうか。

コメント 佐伯　校長先生

　病気になった身体のこと，病院での生活のことでお世話になるのが看護婦さんであると私は思っています。そして，戸惑いや苦しみをやさしく理解してくださり，そっと力を貸してくださったらうれしいと思います。そんな看護婦さんとなら，小さなことも一緒に喜んでもらいたいとも思います。この気持ちは自分が患者になった場合でも，家族が患者になったときも変わりません。

　この面接では，身体に大きな障害が残りそうな高校生の息子の母親に，

ひとりの看護婦が声をかけるという設定になっています。同じ病棟で顔見知りではありましたが，ゆっくり話をしたことは今回がはじめてです。母親は最初は戸惑ったのですが，やさしくねぎらいの言葉をかけてくださったので，どうぞ，と並んで座っていただきました。病人の世話をするのは家族として当然の義務だと自分では思っていても，他の人から「よくやっていますね」とねぎらってもらうのは，とてもうれしいことです。

　ただ，「疲れるでしょう？」と「疲れていませんか？」とでは，聞かれる側にとっては，少しだけ意味合いが違ってきます。「疲れるでしょう？お疲れでしょう？」と繰り返して聞かれたら，ときには質問ではなく，なにか押し付けられたような感じがしてきます。疲れているんです，という答えを私から聞いて，「それなら力になりますよ」と両手を開いて受け止めてくださるゆとりあるものとは別の，窮屈な思いがしてくるのです。

　うれしいけれど戸惑いを感じて，SP は首をかしげてしまいました。疲れているのは事実です。なにもかも放り出して休んでいいのですよ，と誰かに言われたら，そのまま倒れこんでしまいたいくらいかもしれません。でも正直に疲れているとは言えなくなって，「自分の疲れより息子のことが……」と SP は話しました。希望を託した手術だったが結果はよくないようだ，まだなにも知らない息子がふびんで親として息子をどう受け止めたらいいか……と一つひとつの言葉をかみしめるように話します。手にはハンカチを握っています。目はなんとなく下に向けたままです。

　このとき，その看護婦さんは早口で切り出しました。「息子さんは素直な性格で，母親の看護に報いようとがんばっている。だからお母さんもつらいでしょうが，がんばらないといけない」。

　自分の息子が素直だと評価され，がんばっていると言われ，思いがけない言葉に母親はびっくりしています。自分ではわからない息子の一面が，他人の看護婦にはわかるのかもしれないと少しは納得しますが，母親の自分にはなにもわからず看護婦にはすべてわかるといわれているような感じがしています。そのうえ，あなたはつらいだろうががんばらねばならない

と言われ，しっかりしなさいと叱られたような気分になりました。
　「いままでにも〈同じような〉体験をした患者さんをたくさん知っている」との言葉を聞いて感じたのは，経験豊富な看護婦さんのアドバイスをいただくありがたさではありません。世界でたった一人のかけがえのない自分の息子の，いまのこの状態と，自分のいまのこの気持ちが，他の〈同じような〉患者の経験にまとめられてしまった感じがしたのです。

　なんでも知っています，なんでもわかります，という余裕のある微笑みと視線はこの場合，並んで座った近しい存在ではなく，朝礼台の上から生徒をながめてお話になる，立派な校長先生のようだったのかもしれません。
　正直いって，学校時代，朝礼の校長先生のお話ほど楽しくないものはありませんでした。最初はけっこうおもしろいはじまり方をしても，最後はいつも「がんばれ」のお説教。珠玉のような言葉でつづられたお話なのに，子ども一人ひとりのこころにはあまり響いてきませんでした。他の校長先生は知りませんが，私の校長先生は訓話以外に生徒と話すことがなかったように思います。話を聴いてもらいたい，と私が思うときにほしいのはお説教ではありません。気持ちを聴いてもらいたい。無理にわかってもらわなくてもいいのです。わかろうとして聴いてもらえるだけで，うれしいのです。
　大人になって，一つの職業の人として見るようになって，その校長先生が実はおもしろくて楽しい方だとわかったことがあります。校長先生も生活しておられるんだ，なんて当たり前のことなのですが，驚いたことがありました。子どものときには，近寄りがたい背広の大人であった人が，家族があってごはんを食べてテレビを見て笑っている，なんて想像できませんでした。でもそういう人間でいいんじゃないでしょうか？
　困りましたね，恐いですね，いやですね，よかったですね，すごいですね……。私の横に座って一緒になって，「そう，そうなの」と話を聴いて

くださる方なら，背広を着て朝礼台でお話されても，おもしろく聞くことができたのかもしれないなと思います。校長先生という立場が窮屈さを演出して，その人の本当の姿を隠してしまうのでしょうか。医療者にもそんな窮屈さがあるのかもしれません。

　「今朝の話おもしろかったよ，ねえ先生，こんな話知ってる？」小さい子どもなら，こんな言葉をかけるでしょうか。こんなとき，校長先生はどんな気持ちなのでしょうね。うれしい，と感じる方なら，私はとてもうれしいです。

ようこそSPの世界へ ❸

アドバイザー(ファシリテーター)の役割

　医療面接を見ていれば，どのようなものでも，気になって言いたいことがいっぱい出てきます。この学生と話せるのは生涯この一回しかないのですし，どれも言い落とせないほど大切なことなのですから。そこでファシリテーターに最も求められることは，その言いたい気持ちをできるだけ禁欲するということです。

　まず，その演習参加者の状況を配慮しなければなりません。学生でも3，4年生と5，6年生では，知識も興味の持ち方も患者の見方も違います。学年が上になるほど知識はふえ，医学的なことに興味は増しますが，患者を見下ろすようになります。学生は，当然ですが学生気分ですから，そこからの軽い言葉に目くじらをたてても仕方ありません。医師になればどうしても鼻が高くなってきますから，それを折るのではなく少しだけ押し込むような助言が必要でしょう(看護学生や看護婦でも同様です)。

　そのうえで，その人の問題だと思うところのうち，「この先このような見方や考え方では医療者として大きな欠点をもつことになる」と思われる点一つ二つに絞り込んで話すようにします。当然，はじめによかった点を誉め，その後で問題点をある程度オブラートにくるんで，その人の将来に向かってボールを投げるように話します。この際，問題として指摘した点については，「こうすればよい」ではなく，「私ならこうする」とか「こういうやり方もあったのでは」とか「こうしてくれたらもっとうれしいのでは」というように話します。もちろん相手の状況によりますので，いつもいつもオブラートに包むわけではありませんが，相手のプライドを傷つけるような言い方は絶対に避けます。

　とくにSPからの指摘は，素人から批判がましいことを言われることを極端に嫌う性癖が一般的に医療者にはありますので，反発やショックが大

きいものです．しばしばファシリテーターも初対面の人ですから，よってたかってという印象は絶対に避けるようにします．SPが感想を述べた後（直後とは限りません）にファシリテーターは話しますので，医療者に厳しいだろうと思われるSPの言葉については私はたいてい医療者をなだめています．もちろん，SPが大切なことを言い落としていたり，問題点をうまく抽出できず誉めるしかなかったような場合には，その問題点を指摘します．

いずれにしてもこのような演習はまだ日本では始まったばかりですし，医療者は先ほど述べたような性癖がありますから，ここで反発を生んでしまうと，その反発の代償として「コミュニケーションなんてどうでもいいんだ」と自分でも思い，他人にも言ってしまいかねません．それを避けるように最大限に配慮しながら，自分の思いをできるだけ絞ってわかりやすく話すようにしています．

ファシリテーターはSPの人たちとのおつきあいも少なくありません．SPの活動が始まった段階ではファシリテーターが指導者としての役割を果たさなければならないでしょうが，できるだけ早くSP活動はSPの人たちによって運営され，ファシリテーターは後ろ盾として後に下がるべきだと私は思っています．

現在の東京SP研究会では，私は意見を求められれば言いますが活動の決定には参加しませんし，演習にもSPの人たちや演習実施者から求められたときにしか参加していません．

「患者中心の医療」を求めているのですから，"ファシリテーターによるファシリテーターのためのファシリテーターが使いやすい"SP活動はあまり好ましいものとは思っていません．「模擬患者中心のSP活動」「模擬患者が協力する医学教育」という姿勢をもちつづけ，SPの人たちに，私という医師のあり方が問われるようなかかわりでありたいと思っています．

［日下隼人］

Scene 3
医師 vs. 加藤雅子

> **設定**
> ◆「加藤雅子」31歳女性。土曜日の新患総合外来の終了近く。
> ◆2週間前に職場の健康診断で異常が見つかり，要検査と言われた。この日会社の休みを利用して，精密検査のため内科を受診。その場で採血を受け，結果を聞くことになる。朝一番の担当医の指示で緊急検査一式は済んでいる。
> ◆担当になった医師は，最初の検査データと緊急検査のデータを手元にもっている。患者とは初対面。

Dr.——加藤さん，加藤雅子さんどうぞ。こんにちは。遅くなってすいません。□□と申します。どうぞお座りください。
　えーと，今日はですね，あの，受診された理由というのが，職場の検診で血液の精査が必要と言われた，ということですね。それで午前中にほかのお医者さんが，あの，緊急採血されてるんですね。
加藤——あ，は，そうです。
Dr.——えー，その結果が出ましたので，じゃちょっとお伝えしますね。前の検診のデータがですね，それでもたしかに採血や精密検査が必要なぐらいの心配な値なんですね。今日採血しまして，それよりもうちょっと，心配な点がふえてるんですね。それはなにかと言いますと，白血球というからだの中でバイキンが入ってきたときに殺してくれる血球があるんですよ，それがねちょっと下がってるんですね。えーと，それから，ま，貧血が少し強くなっていると。
　あの，症状のほうはいかがですか？

加藤——いや，いかがって，別に，いままでとくにぐあい悪いこと，なかったんですけど……

Dr.——うーん。えーと，じゃ，検査をされて病院にいきなさいと言われたようなことは今回がはじめて？

加藤——ええ，そうです，まったくはじめてです。

Dr.——うーん，そうですか。

加藤——あの，そんなに悪いんですか？

Dr.——えーと，まずね，白血球というのはね，からだの中ですごく大事な働きしてまして，さっきも言ったように風邪やなんかひいたときって，ウイルスが入りますね，そういうのを食べてくれるんですよ。その血球が下がるっていうことは，このまま，またおうちに帰ったりするといろんなバイキンにさらされると，重大な感染症を起こす危険があるので，ひとつは，なんで白血球が下がっているのかって，つきとめる入院をしなきゃいけないと思うんですよ。

加藤——入院？……入院しなきゃいけないほど悪いんですか？

Dr.——そうですねえ。いままで入院のご経験もないんですね。

加藤——ないです。

Dr.——まあね，緊急検査で結果を聞きにきただけで，ずいぶん驚かれたと思うんですけど，

加藤——あの，白血病なんですか？

Dr.——それはね，この検査だけではなんとも言えません。もっとくわしい検査をしてみないとはっきりしたことは言えないんですけど。

加藤——ええ…

Dr.——あの，驚かれているようなんですけど，もうちょっとくわしく症状聞かせていただけますか？最近大きく出血したとか，血を吐いたとかはないですか？

加藤——いやあ，ぜんぜん。

Dr.——うーんと，ご家族とかでとくに病気をもってらっしゃる方とかおら

れますか？

加藤──いや元気です，みんな。

Dr.──はい。最近疲れやすくなったとか，そういうことありますか？

加藤──疲れやすいっていうのは，いま仕事がちょっと忙しいので，疲れやすいっていうのしょうがないかなって思ってますけど。べつにそれが，それに関係あるんですか？

Dr.──うーん。そうですね，やっぱり血球が下がるっていうのは，疲れやすさからくる人もいますね。それを感じて来られる方も多いですね。最近ケガをしたら血が止まりにくいなあ，と気づくようなこともないですか？

加藤──いやあ，…そういうことも…

Dr.──はい，わかりました。えーとそんな感じで，私のほうとしては，緊急といってもいいぐらいの入院だと思うんです。入院期間はどれくらいになるかわからないんですけど，どうですか？

加藤──どうですかって言われても…

Dr.──うん，びっくりしちゃいましたね。

加藤──とにかくいま仕事が忙しいし，どのくらい入院しなきゃいけないんですか？

Dr.──そうですね，検査の結果によって，期間は変わってくると思うんですけど，ま，まずひと月ぐらいは必要かな…で，検査の結果がわかってから，

加藤──ひと月も？

Dr.──あ，ええ，はいそうです。お仕事お忙しいんでしょうか？

加藤──ええ，いますごく忙しいんですよ。だから，それまでなんとか通院とか薬とかで，あと1か月くらいで少しは片がつけられると思うんで，それまで薬っていうわけにはいきませんか？

Dr.──うーん，あの，病名はともかくね，ま，病気の原因を探るのがいちばんの目的なんだけど。

この血球減少っていうのはね，かなりあの，危険なんですよ。それでこのあいだのデータと比べてみましても，ヘモグロビンといって，貧血の指標になる値ですね，10 あるところから 7.5 というのはね，かなり急激ですね。それでヘモグロビンというのは要するに血の値ですからね，どっかから出血しているか，ま，とにかく，精査必要なわけですよ。それから，さっきも言ったように，白血球がですね，このあいだは 2,100 で今度は 1,500 なんですね。だいたいふつうの人は 6,000 くらいあるのがふつうなんですけれども。ま，だいぶ下がってるって言ったら，世の中バイキンいっぱいありますからね，そういうバイキンにさらされてもすぐに熱を出してしまうし，重篤な感染も起こると思いますよ。

加藤——……

Dr.——うーん。今日はじめてね，こんなこと聞いてびっくりされていると思うんですけれども，どうでしょうかね，おうちの方は入院って聞いたら，やっぱりびっくりしますかね？

加藤——あの，ひとりで住んでるんで…

Dr.——あ，おひとりなんですか？

加藤——ええ。両親いますけど，姉だけには精密検査するって言ってありますけど。…うーん。だけど…

Dr.——あと，お仕事はどういった種類の業種でしょうか？

加藤——食品会社です。

Dr.——それは，休んでいるあいだ，代わっていただくっていうことはできないですかね？

加藤——うーん，でもいま 2 か月後に食品のフェアがあるんで，どうしても……いまが一番の，正念場なんですよ。それなんで，できればそれが終われば少しは，ね，都合つけられると思うんですけど。

Dr.——うーん。そうですね。

加藤——で，

Dr.——えー，お仕事忙しいのもわかるんですけど，やっぱりこれね，からだのことですから。もしこの先ほっといてお仕事がんばりすぎて，あの，治らない病気になっても困りますし，私もこのデータ見て実際びっくりしてるようなぐあいですから。ちょっとね，意を決していただいて，入院ということにしたいんですけれども。

加藤——……うーん，1か月。1か月もそんな入院するようなことって検査，どんな，どんな検査なんです？

Dr.——うん，あのね骨髄検査といって，骨，骨，えーと血液っていうのは骨でつくられてるわけなんです。それで骨の中で異常が起こってないかどうか，血液の素ですね，素が異常でないがどうかを，ちょっとこう針でとって調べます。

加藤——…………そんなに………

Dr.——うーん，そうですね。1か月というのはたしかに短い入院じゃないし，うーん驚かれると思うんですけれども，ほかのことならともかくね，血球が下がってるっていうのが，私たちいちばん心配していまして，原因はぜひともさぐったほうがいいと思います。

まあね，お仕事の内容も知らないし，その，あなたのお仕事にかける力も知らない私がこんなことも言うのもなんですけど，からだあってのお仕事だし，しっかり治されてからね，安心してお仕事なさったほうがきっといいと思うんですよ。

医師役の感想

　とにかくこれだけ数値が悪いので，早く入院していただかなくては，と焦ってしまいました。数値のわりに自覚症状がないので，患者さんにいかに入院の必要を納得していただくか，何度も同じ言葉を繰り返していたように思います。むずかしいです。

SPの感想

　言葉づかいもていねいで，一生懸命私のことを心配して入院を勧めてくださっていたのが，ありがたかったです。仕事のことで頭の中がいっぱいなので，いろいろくわしく説明してくださっているのですが，あまり耳には入ってきませんでした。でもからだあっての仕事だと言われ，それはそうだと思いましたから，とにかく2週間なら休めるかもしれないと，お話を聞きながら仕事のやりくりを考えていました。

　心配とか危険とかこわい言葉が出てきたのですが，いまは知りたくない，聞きたくない，と思っていました。

> **コメント 日下**

検査値に負けていませんか？

　これはありがちな場面で，たいていの医師はこのように説明しているのではないでしょうか。

　突然入院を勧めるということなので，「重篤な」「指標」「精査」といったむずかしい言葉や，「血球」「血球減少」というような専門用語もまじえて少し脅しっぽい言葉を入れたり，「驚かれたと思うんですけど」とか「お仕事忙しいのもわかるんですけど」といった〈共感的〉言葉も適度にまじえながら，全体としてはたたみかけるような説明になっています。

　患者としては「なんだかよくわからないけれど，どうも言われるとおりにしないとたいへんなことになりそうな雰囲気なので，ともかく入院するしかないか。自分の希望は，まあ，入院してから言ってみよう」と思いますし，医師のほうも限られた時間のなかで医療側のペースで入院まで持ち込めればここはともかくOKという感じで進めます。

　これはこれでしかたのないことだと思います。専門用語が多いことも，入院を迫る道具として使っているのかもしれません。ただ，入院の説明としては，「検査値が悪くてたいへん，たいへん。このあと何が起こるかわからないよ」ということを繰り返し言っているだけで，具体的にどうたいへんで，どのような考えで検査を進め，結果によって医療者はどんなお手伝いをするのか，というようなことについての説明としては内容が乏しいという感じがします。

　インフォームド・コンセントは，医療のどのような場でも求められるものですが，入院というような事態については，入院期間や医療費などまで含めた，とくにていねいな説明をしたうえで患者さんに同意してもらわなければなりません。「白血病なんですか？」というような加藤さんの言葉からはいろいろな方向に会話が発展させられそうなのですが，そこでは避けてしまっているようです。

忙しい外来ですから、これ以上加藤さんの話を聞いていられないのかもしれませんが、ここでは会話が本当に「病気→入院」ということにとどまっています。仕事の内容などや家族のことなど、ちょっとだけでも病気から離れた会話があると、そこで加藤さんはもう少し話したいことがあったかもしれません。

　入院に限らないことですが、病院でのことはすべて患者さんにとっては不安なことばかりです。時間がないにしても、ここで少し会話が広がり、そのことで加藤さんがほっとするようだと、入院を受け入れやすくなるかもしれません。そのときの雰囲気で「この先生となら」と思ってもらえれば、その後のおつきあいがよい関係のもとに進んでいくことでしょう。

コメント 佐伯　コップはいっぱい

　自分ではとくに身体のぐあいが悪いとは感じていなかったのに、たまたま受けた職場の検診で「ひっかかった」という、まったく思いがけない事態です。なにかの間違いでは、と半信半疑で受けた再検査の結果を聞きにきました。ていねいな受け答えで、一方的ではない姿勢にほっとします。しかし、その検査の結果は心配な値で、重大な感染症を起こす危険があるので、仕事の忙しいのはわかるがぜひ入院をしていただきたい、と熱心に説得されてしまいました。狐につままれたとはこのことです。

　「だって、私なにも感じませんけど？ たしかに疲れやすいとは思いますが、それはいま仕事がいちばん忙しいから。え？ 私が入院なんてできるわけないです。この仕事は私がいままで苦労して、必死でがんばって、やっと手にしたチャンスなんです。それをあきらめろって言うんですか？ そんな無茶な、あんまりじゃないですか。ひどい。なんで？ どうして？

じゃ，とりあえず仕事が一段落してからにします。え？それじゃ遅いかもしれないって？そんな，そんなに私，悪いんですか？」

　突然の〈悪い知らせ〉に，人はそれぞれの反応を示します。「五つの過程で受容する」という説明もありますが，説明がつくからといって，「その人のその時」は一回限りの世界に一つしかない瞬間です。Ａさんが示した反応をＢさんが示すとは限りませんし，一見同じ反応に見えても，それぞれの人生は固有のものですから，まったく同じわけがないのです。

　ところが，こんな当たり前のことが理解されていないのではと感じることがあります。そもそも「悪い」かどうかは患者さん本人が決めることではないでしょうか。こちらの推測をはるかに上回る打撃であるかもしれないし，別の深い苦しみからの解放だと受け取る場合だってないとは言いきれません。

　加藤雅子さんは実際には上のせりふの半分も医師には言えていません。言葉にならないショックと混乱のなかで，「緊急」「心配」「下がって」「強く」「重大」「危険」「急激」「ふつうなら」「びっくりしてる」「異常」という単語だけが耳に飛び込んできます。

　いわゆる〈悪い知らせ〉のときには，最近は言葉をつくして説明してくださることが多くなりました。けれども，頭が混乱しているときには，いくら言葉多く説明をされても届いてこないものです。医師としては〈説明義務〉を果たしたつもりでも，患者さんは何も聞いていない，理解していない，ということがしばしば起こります。

　「入院」の一言でいっぱいになったコップにいくら水を注いでも，むなしくあふれるだけなのです。いっぱいになったことを誰が責めることができるでしょう。いっぱいになったことを見て取って，しばらく水が落ち着くまで待ってください，というのは無理な話なのでしょうか。あるいは相手が聞いていなくても構わないからとりあえず説明だけして，今度また同じことをゆっくり説明しなおすつもりでおられたのかもしれません。入院

させるためには手段を選ばず，とは言いすぎでしょうが，そういうこともあるのでしょうね。

　さて，患者さんはこの後どうするのでしょう。
　「危険」「異常」などの単語が頭の中で繰り返し鳴り響きます。なにがなんだかわからないうちに入院の列車に乗り込まされたという状況です。どこをどう歩いたのかも思い出せませんが，とにかく家には帰ってきました。頭の中で何百回も繰り返して聞いた医師の言葉をもう一度，最初から思い出します。なにがどうで，こういうことだから，それで入院する，と自分で説明できないことに気づきます。とにかく2週間だけ仕事にやりくりをつけよう，2週間の遅れなら取り戻せると自分に言い聞かせるしかありません。いまの時点では，入院＝仕事の断念，ということが病気そのものよりショックです。そんなショックな事態を招いた病気については，いまは考えたくありません。考えると逃げられない袋小路に追い詰められるようで忘れていたいのです。
　——というのは私の想像です。実際にどうなのかは，患者さんの数だけ，そのありようが異なります。当たり前ですよね。私はそれを大事にしてもらいたいと思います。
　イギリスのホスピス専門医は，こういった場面を卒後教育で繰り返しSP実習をしていると聞きました。それでもたいへんむずかしく，「これを言えばうまくいく」式の安直なものはありえない，その時その場を大事にしているとのことでした。ですから日本の若い医療者や学生さんにいきなり〈悪い知らせ〉を練習しなさい，というのは飛躍があるように感じます。

Scene 4
看護婦 vs. 加藤雅子

> **設定**
> ◆「加藤雅子」31歳女性。(Scene3と同じ患者)
> ◆会社の検診で検査異常が見つかり,再検査の結果,血液に異常がみられた。医師にすすめられ,自覚症状はないが,この日から入院となった。
> ◆医師から「血小板が減っていて,白血球が少ないので,骨に針を刺す検査をします」と言われている。入院手続きをすませ,病室にて担当看護婦が面接。

Ns.──失礼します。これから担当させていただく看護婦の□□と申します。どうぞおかけになってください。お荷物はあの棚にお入れになってください。それから患者さんがどんな方か私たちが把握するために…はじめて受け持った看護婦でもどのような方かわかるために,ちょっとこちらの紙に書いていただいているんですね。いまいらっしゃったところで申しわけないんですけど,お書きいただいてよろしいですか？(紙とボールペンを手渡す。テーブルの横に椅子を置く)じゃ,座らせていただきます。

加藤──……

Ns.──書けるところは書いてくださいね,ご職業は何を？

加藤──会社員です。

Ns.──どのような会社ですか？

加藤──食品会社です。

Ns.──なにをしておられるんですか？

加藤──商品開発を。

Ns.——それじゃ，お忙しいですか？入院は突然決まったようなかたちですか？

加藤——ええ，いままで病気とかしたことがなかったので。

Ns.——では，お仕事休むのに大きな問題とか，休むにあたってご心配なこととか？

加藤——ええ，いちおう2週間っていうんで，また検査しなきゃいけないのかって。

Ns.——そうですね，検査について先生からどう聞かれてますでしょうか？

加藤——たしか先生おっしゃってたなかに，「背中に針を刺す検査」ってありましたけど，なんせいままで病気ってしたことないんですよ。たしかに再検査とかありましたけど。それで，検査の説明で，いろいろ多いとか少ないとかいわれたんですけど，一瞬入院っていわれて，それで，いろいろ説明してくださっていても仕事と入院のことで頭がいっぱいで，多いとか少ないとか頭に入ってこなかったんですよ。…また検査しないといけないなんて…

　私って，白血病なのかしら？

Ns.——（微笑んで軽く首をふって）ううん，まあ，そういうのまったくわからない段階で全然わからない状況なんですけど，血小板と白血球が少なくなっているんですね。

加藤——その，白血球が少ないとどうなの，っていうのがまったくわからないんですよ。先生が説明してくれてたのかもわからないんですけど，とにかく私の頭には入っていなかったんです。ま，そんなぐあいでいまここにいるんですけど。

Ns.——はい，じゃ，ちょっと血小板と白血球の二つだけ簡単にお話しします。血小板は要は血を固まりやすくする，なんだろう，部品みたいなものなんですよ。出血したときに，血を止まりやすくする，止血剤なんですよ。血小板が少ないと，出血が止まらなくなったり，軽くぽんとぶつけたときでも，青くなったりするんです。白血球が少

なくなると，なんだろう，バイキンが身体に入ってきたときにやっつけてくれるのが白血球だから，少なくなると風邪をひきやすくなったり，お熱が出たりという症状が出てきます。いままでの検査で，その二つが少ないことがわかったんだけど，じゃ，なんで少ないのか検査して調べましょうということなんです。

加藤——それに 2 週間も？

Ns. ——そうですね，検査してどういう対症をするか，というところまで話が進んでいくと思うんですけど，もう一回，先生と納得いくまで，どういう検査か，検査の目的とか，もう一回納得のいくお話をしたほうがよろしいでしょうかね。

加藤——うーん，でも先生お忙しいみたいだから。

Ns. ——いえ，それは大丈夫。納得いかないのに検査を受けるのはいやですよね。

　　　じゃ，どっちかというと，先生に言われてしかたなく来たという感じ？

加藤——うーん，白血病が心配なんでその心配を取り除くためにも検査をして，と言われて，私も入院なんてまったく考えてなかったんですが，あとは看護婦に説明を聞いて，と言われて，そのまま来ちゃったんで。

Ns. ——（何度もうなずく）

加藤——あの，携帯電話使っていいですか？

Ns. ——申しわけないんですが，携帯電話は病院内では使っていただかないでほしいんです。電波の関係で医療機器に誤作動とかの事故の危険があるということなので，お使いになるときは外に出てかけていただきたいんです。やはり，お仕事のご連絡とかですか？

加藤——（黙って，何度もうなずく）

Ns. ——申しわけないんですけど，公衆電話か，外に出てお使いいただくようなかたちになります。そのほかに，なんか入院生活で，これだけ

は聞いておきたいということありますか？
加藤──………
Ns. ──面会時間は朝7時から9時まで，午後2時から8時にしていただいています。2，3人ならベッドのところに，5，6人なら食堂で面会していただきます。

看護婦役の感想

　検査目的で入院なさった場合には，最初に情報用紙を渡して「わかるところだけ書いてください」とお願いするんです。

　それでいつもは荷物が片づいていなかったら，「お荷物の整理がついたらうかがいますから」と離れてしまうんですね。だから正直なところ，わっ，まいったな，どこから話そう，どうしようかと思いました。

　自分でも最初のうちは，考えながらしゃべっているのがありあり見えたと思います。

　アナムネでどれだけ情報をとれるかということで，その人の状況を知るというのをメインにしたんですが，話のもっていき方がちぐはぐになって，自分でも，ああ，という感じでした。どこから話をもっていって検査や病気につなげていけばいいのか，さぐっているあいだに終わってしまったというのが正直なところです（病気の話は関係をつくってからと思っていたので，仕事の話なら入っていけるかな，と思っていたので）。

SPの感想

　まず自己紹介がとてもていねいで，笑顔がよかったです。とくに，先生はお忙しいので，と私が言ったときに，「大丈夫です。納得していないのに検査を受けるのはいやですよね」と笑顔で言ってくださったのはありがたかったです。なんせはじめての入院なので，入院生活のことを細かく説明してくださったのでよかったのですが，それで時間がとられてしまって，もっと聞いてもらいたいことが話せませんでした。

　最初に仕事のことを聞かれてしまって，そんなに仕事のことを聞かれるとは思っていなかったので，戸惑いました。自分としては，病気に対する不安やなにかについて話を聞いてもらいたかったのですが。

　全体に少し早かったかなと思います。これだけは聞いておきたいということを考えていたのですが，看護婦さんがすぐに面会時間について説明されたので，なんかちょっと早く終わりたいのかなと思ってしまいました。

> **コメント 日下**

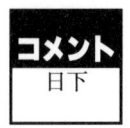

「ようこそ，ここへ」という思いを伝えたい

　初対面の印象って大事ですね。ましてや病院となると，病気の人は病院にくるまでの日々，不安のなかで「どうしようか，病院にいきたくないな」と迷いつづけた末にくる人もいますし，加藤さんのように思いがけず突然という人でも診察室に入るまでずいぶん不安な時間を過ごしてきたはずです。

　いずれにしても，不安や戸惑い，そして慣れない環境への緊張のなかにいるわけですから，たどりついた病院で自分があたたかく迎えられているということを感じられたら，どんなにほっとするでしょう。道に迷い，疲れ果ててたどり着いた家で，「疲れたでしょう。まあお休みください」と笑顔で迎えられたような気がします。

　"You are welcome"，「ようこそ，ここへ」という気持ちを伝えたいと思います。こんなふうに一生懸命ナースが説明してくれることでも，患者はうれしくなるでしょう。医学についての説明は患者の恐怖を増幅する場合もありますが，加藤さんはもう少し聞きたかったようです。

　広がりすぎたりこわがらせないように配慮されたていねいな説明は，患者さんに welcome を伝えることでしょう。そして，病気の人の話をきちんと聴き，その人が立ち止まるところでは一緒に立ち止まり，その人が迷っているあいだは待つというようなことをいとわないことが，いちばんwelcome を伝えるのではないでしょうか。「丁重に迎えられている」「あたたかく見守られている」と感じてもらえればと思います。

　携帯電話についての応対はこれで正しいのですが，加藤さんが携帯電話をとおして誰と連絡をとりたかったのかを聞くことができれば，彼女は本当に話を聞いてもらっているともっと実感できるでしょうし，ケアのための情報もふえます。「自動販売機はどこですか」と聞く人に，場所を教え

るだけでなく「なにかお困りですか」という言葉を添えたとき，その人は自分のことを気にかけてもらっていると感じるでしょう。「もう一歩だけ前へ」目を向け，手間と時間をほんの少しだけ余分にかけるだけでずいぶん世界は変わります。その気配りに，病気の人はほっとします。

　加藤さんの病気がむずかしいものだとしたら，この先いろいろなことが起きてくるはずです。はじめて出会った人の印象はとりわけ強いので，そこでのあたたかさはずっと心に残ります。つらいときや悩んだとき，彼女は「あ，あたたかい」と感じたナースに悩みや不安を話してみようと思うでしょう。その人がときどきそばに来てくれるだけで，こころが和らぐでしょう。今の言葉や雰囲気は今だけに向けられているのではなく，ずっと先にも，もしかしたらターミナルのときにも生きていくのです。

コメント 佐伯　あなたにとっての日常に私は送りこまれてきました

　とにかく自分は入院させられるだけの病気があるらしい。まるで正体不明の敵の奇襲に身構えるかのように，不安でいっぱいです。その正体は白血病というものか？　私はいったいどうなるのか？　乗り込まされた列車の行先はどこなのか？

　いままでの人生経験や職場のキャリアを駆使してもまったく太刀打ちできない世界。自分が自分でなくなった頼りなさ。夢中で仕事をしたり楽しいときは，あっという間に時間がたつというのに，病室では時計の針さえゆっくり動く。いまごろ職場では皆どうしているだろう……。彼にはいつ連絡をとろうか……。

　担当の看護婦さんがやってきました。担当させていただく，という敬語で始まった自己紹介と笑顔で，ほっとします。「荷物はあちらへ」「この紙

に記入を」と明るくテキパキと説明します。

　「どんな方か私たちが"把握"する」と言ってしまってから、言いなおしました。「どれだけ情報をとるか」というモノのような対象にされているとは、ふつう患者さんは思ってもいません。こぼれ落ちた些細な言葉からその人の枠組みが透けて見えて、寂しい思いをすることがあります。

　血小板と白血球の説明を、わかりやすく工夫してくださいました。それでも止血剤というのは、使う経験のほとんどない素人にはピンとこない言葉です。タイショウをするといわれて素人の頭に浮かぶ漢字は、対照、対象、対称……対症は一番にはきません。
　検査についてもう一回医師と話をするよう患者さんを勇気づけてくださったのはうれしいことです。この時点で、この看護婦さんは患者さんの味方になってくれています。孤独な入院で力になってくれるのは、こんな理解者であり協力者です。えこひいきは大歓迎です。
　患者さんから質問が出ました。この看護婦さんなら聞けるかな？ と患者さんは相手の出方を試しながら、質問を向けたり、感情を表現したりします。ただ、そのときには「間」が必要です。聞こうかな？ よし聞こう！ と考えて言葉を発するまでの呼吸の「間」が、どうしてもいるのです。
　忙しく働く人にはそれが空白の時間にしか思えなくて、つい自分の言葉を続けてしまうのですね。そうすると患者さんは話したいことがあるのに、タイミングがつかめなくて、けっきょくは医療者の一方的な説明を聞いているだけに終わってしまい、「この人には聞けないな、もういいわ」と結論づけてしまうことにもなります。
　自分が十分に説明していると思っているときほど、実は相手との距離が開いてしまっている可能性があります。立てつづけに話さない、相手の呼吸を読みとる。病院は患者にとって〈非日常〉の世界です。〈日常〉の側の医療者がこんな工夫をしながら接してくださると、正体不明の敵におびえる身でも、少しはリラックスして、自分の力が出せるようになります。

「加藤雅子」シナリオ

模擬患者設定-018　東京SP研究会作成
患者名　加藤雅子　31歳　女性　独身
　　　　市内のマンションに住む
　　　　食品会社企画開発部勤務（係長待遇）　本社は大手町

☐場面設定

　土曜日の新患総合外来の終了のころ。2週間前に職場の健康診断で検査異常が見つかり要検査と言われ，会社の休みを利用して精密検査を受けに来院。内科を受診し，その場で採血を受けその結果を聞くことになる。朝一番の担当医の指示で緊急検査一式はすんでいる。午後の担当医は，最初の検査データと緊急検査のデータを手元にもっている。患者とは初対面。

☐問題リスト

　#血液検査の異常

☐主訴

　健康診断の再検査
　倦怠感

☐現病歴

　生来健康。自覚症状はないが，指摘されてみると，このところ疲れやすい感じがしていたが，中間管理職（係長待遇）に昇進したところでの気疲れと考えていた。

［検診のデータ］　白血球 2,100　赤血球 300万　Hb10.2　血小板 3.5万
　　　　　　　　芽球 5%　骨髄球 2%　桿状球 3%　分葉球 21%　単球 7%
　　　　　　　　リンパ球 32%

［緊急のデータ］　白血球 1,500　赤血球 250万　Hb7.5　血小板 2.5万
　　　　　　　　芽球 11%　骨髄球 2%　桿状球 3%　分葉球 21%　単球 7%
　　　　　　　　リンパ球 26%

☐既往歴

　特になし。

☐嗜好品

　偏食なし。タバコ（－）。アルコールは仕事がら，飲む機会が多い。

☐家族歴

　特になし。悪性腫瘍の家族歴もない。両親と祖母は，茨城県下に住む。兼業農家。大学の時から一人暮らしをはじめた。今回の受診のことは姉だけに

簡単に知らせ，両親には知らせていない。

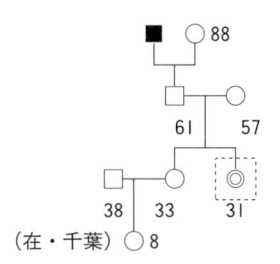

```
          ■   ○88
          └─┬─┘
      □   ○
      61  57
   ┌──┤   │
   □  ○   ◎
   38 33  31
(在・千葉)
      ○8
```

□ **患者背景**
　性格…明るくさっぱりとしている。人と話すのが好き。
　職場環境…いまは仕事が大事と思っている。男性と伍して（と自分では思っている）がんばってきて，責任ある仕事を任されるようになり，このところヒット商品（レトルトグルメ個食）を企画して評価が上がってきている。良くも悪くもここで引くことはできないと思っている。また 2 か月後に，食品フェアで，自分が企画した商品を出品することに決まっていて，仕事が休めない。
　生活環境…恋愛も何度かあったが，仕事が楽しく結婚には至らなかった。現在の彼は本社営業部勤務の 35 歳（離婚歴あり）で，仕事に理解があり，子どもなしで一生仕事を続けてほしいとも言っている。今回の受診のことは，彼に相談して決めた。

□ **シナリオのねらい**
　このシナリオは，悪い知らせをいかに伝えるかを設定しています。
　患者の不安，生活環境，就業状況を把握し理解したことを伝えつつ，必要な情報を患者に知らせ，医療従事者として必要と考えられる治療過程を患者の合意のうえで作り上げることを目標にします。

Scene 5
医師 vs. 奥野隆司

> **設定**
> ◆「奥野隆司」42歳男性。内科外来初診。
> ◆ここ1か月ほど激しい頭痛がする。土曜日の夕方や日曜日になると，頭が痛くなり寝こんでいた。ところが4日前から会社にいるときにも痛くなり，毎日続くようになった。
> ◆昨日会社の医務室を訪れたが医師が不在で，看護婦さんから大きな病院で調べてもらったほうがいいと勧められ，この日来院した。

Dr.──どうぞ。はじめまして，あの，□□と申します。よろしくお願いします。

奥野──よろしくお願いします。

Dr.──今日はどういったことで？

奥野──最近ひどい頭痛がして。

Dr.──頭痛，はい。

奥野──困ってるんです。それで，

Dr.──あの，あ，どうぞ，

奥野──なんて言ったらいいか，こうズッキンズッキンと割れそうなぐあいで，とにかく痛くなるとなにもできなくなるんです。

Dr.──なにもできなくなってしまう。お勤めは会社ですか？

奥野──あ，はい。

Dr.──じゃ，仕事にならないぐらいですかね？

奥野──は，まあ。

Dr.──もうちょっと，その頭痛についておうかがいしたいんですけども。

痛みが続く時間というのはどのくらいなんでしょうか？

奥野——時間的には5時間か6時間ぐらい，

Dr.——5時間から6時間ぐらい？

奥野——はい，5時間ぐらい。

Dr.——時間帯はどうですか，朝方とか，昼が多いとか，寝る前とか？

奥野——ああ，最初は夕方でしたけど，

Dr.——頭痛いときにお薬とか飲まれませんでしたか？市販のものを？

奥野——はい，飲みました。

Dr.——そういうお薬飲んで状況は変わりましたか？

奥野——いや，変わりません。

Dr.——薬を飲んでも変わらないという感じですか？

奥野——はい。

Dr.——頭が痛いときに，こう目の前がチカチカするようだとか，他の症状ありませんでしたかね？

奥野——……痛いと気持ちが悪くなって，吐いたり，

Dr.——吐くこともある？

奥野——はい，あります。それと，音がうるさくて，やけにまぶしいし，

Dr.——うーん。その，仕事にならないぐらい，という？

奥野——そうですね，でも休むわけにはいかないんで。

Dr.——はぁーん，お忙しいですか？

奥野——ええ，いちおう。

Dr.——まあ，簡単に症状ちょっとまとめさせていただきたいんですけれども，5〜6時間くらい頭がズッキンズッキン痛いということですね，場所は？

奥野——決まってないんですけど，こっちだったり，こっちだったり，

Dr.——ま，どっちか片方ですね？

奥野——あ，はい。

Dr.——ズッキンズッキンとどっちかが，5〜6時間続いて，気持ち悪くな

ったり，目がチカチカしたりする。じゃ，ほかに付け加えたいこととかは？

奥野——実は，うちの同期がクモ膜下出血で亡くなったので，

Dr. ——ああ，ご自分もなにかひょっとしたらそういう疾患じゃないかと。いままでのお話をおうかがいして，いちばん可能性がある病名というのは，偏頭痛という，お聞きになったことありますか，いちばん疑われると思うんですよ。ただ，こちら側としましても，脳腫瘍とか，いまおっしゃったクモ膜下出血といったようなのをいちおう否定したいということもあるので，あの，CT検査というのをしていっていただきたいんですけども，やられたことありますか？

奥野——いや，やったことはないです。

Dr. ——あ，いままで。CTというのを聞いたことあると思うんですが，検査の説明したいんですけども，頭を輪切りにして診るような機械なんですよ。

奥野——はい。

Dr. ——このぐらいの（両手で幅を示して）ちょっと狭いんですけど，これに頭を置いていただいて，頭の断層写真を撮る。そうしますと脳をスライスするような画像で見ますので，脳の中がよくわかるんですよ。クモ膜下出血とか脳腫瘍とか，そういうような頭の中の病変がもしあればすぐにわかるんで，こちらとしては偏頭痛だと思うんですが，そういう検査をして重大な病気を否定しておくほうがたぶん安心されるんじゃないかと思うんで，検査を受けてください。

奥野——はい。

Dr. ——そのほかになにか言い忘れたことないですか？

奥野——いいえ，とくにないです。

Dr. ——じゃ，検査をして，そのあとくわしくお話したいと思います。

医師役の感想

とくに，ありません。

SPの感想

とても慣れたかんじでテキパキと症状をよく聞いて，わかってもらえたと思います。心配なことも伝えられたし，知り合いに勧められた検査もすることになり，よかったです。

ただ，病気の名前で「脳腫瘍」とか出てきて，不安になりました。また，検査の説明をしてくださったのはよかったのですが，専門用語が多くて，聞いていてよくわかりませんでした。

> **コメント　日下**

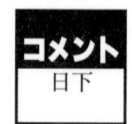

その言葉，通じそうですか？

　頭痛についてよく聞いていますし，それに伴う症状も聞けています。でも，少し言葉がむずかしいように感じます。これは多くの医療面接で見られることですが。

　医療面接で患者にとって医療者の言葉がわからなかったりひっかかったりするのは，①専門用語がそのまま用いられてしまう場合，②ふつうの人でも知っている言葉だが医療者とのあいだでの理解や感覚が異なる場合，③日常語として堅苦しい言葉が使われる場合，④言葉が無神経な場合，などがあります。

　「炎症反応が悪い」とか「HBs抗原」「（放射線写真の）陰影」などのような言葉は無数にあるわけですが，相当説明しても理解されることは少ないものですし，医療者はついついそのような言葉をなんの説明もなく使ってしまいがちです。なかには言い換えのできないむずかしい病名などもありますし，このようなときには本当に困りますね。

　脳腫瘍，偏頭痛などはふつうの人も聞いたことのある病名ですが，素人にはその病気の全体像はつかめませんし，その病名に対してそれまで抱いてきた気持ち（たいていは医学的にみれば過度に恐ろしくあるいは軽く感じているものです）に従って理解していきます。

　「改善していない」とか「高い数値が持続」というような言葉はどこか権威的で，人はその言葉の前でも小さくなってしまいそうです。漢字が重なる言葉のことを，民族学者の柳田国男は和語（「丸い言葉」）との対比で「四角い言葉」と言いました。四角い言葉はお役所の言葉でもありますが，「よくなる」「続いている」というような暮らしの言葉ではないだけに，患者は見下ろされるような感じがしてますます小さくなってしまいます。

　「頭を輪切り」というような表現を不愉快だと思う人もいますし（私もこう言いますが），「重大な病気を否定しておく」と言われると「そんな危険が

迫っているのか」と思う人もいるでしょう。「めずらしい病気」「ばい菌がちょっと悪さをして」というような言葉に傷つく人もいます。

　「自分が話している言葉が本当にわかってもらえるものだろうか，本当にわかってほしい」と思いながら，ふつうの人の言葉で説明することが必要です。ときには適切なたとえを用いて説明するほうがわかりやすいものです。そうしたことは，私たちが医療の世界に足を踏み入れる前のまだふつうの人だったころの病気や身体についての感覚，いや，いまだって一歩病院を出ればふつうの生活をしているのですから，そこでの生活感覚から足をはずさないようにしていれば，むずかしいことではないのにと思います。

　このこととは少し違うことですが，診療録（カルテ）を日本語で書かないのは大きな問題だと私は思っています。自分が話していることを外国語に翻訳して書かれるのを見たときに，患者さんは快適に感じるでしょうか。翻訳とは，もともと意味がそのとおりに通じないことでもありますし，なによりも自分と医師とのあいだの溝を感じないわけにはいかないでしょう。患者と医療者が話し合い，患者の納得のうえに，診療方針について両者が合意することがインフォームド・コンセントだと私は考えています。患者と医療者とが話し合うための一つの材料がカルテなのですから，患者が知らない（とは限りませんが）外国の言葉で書くというのはおかしなことだと思います。

> **コメント 佐伯**
異文化のひと

　日常，本当にありそうな面接です。自己紹介もされましたし，「よろしくお願いします」の言葉もあり，いい感じで始まりました。患者さんが話をするのを促す努力もされていて，どのように頭が痛いのかくわしく聞いてもらえています。説明も具体的にわかりやすくしようと試みられています。

　ですから，やるだけのことはやったというお気持ちでしょうか，医師役の方の感想はありませんでした。SP も，症状と心配を伝えて希望の検査もしてもらえる，これで病院に来た目的はいちおう果たせたということで，よかったと言っています。双方満足であれば，それでよいのかもしれません。

　しかし私が気になるのは，医師の言葉が「よくわからなかった」という SP の感想です。

　面接のなかでは，患者さんは「わからない」という言葉をひとことも出していません。「はい」がほとんどの，静かな患者さんです。でも「はい」と言っていても，実は不安になったり，わからなくて困っているのですね。患者さんは，どちらかというとていねいな医師に出会って，このままお願いしようと思っています。ですから怒らせて嫌われたくないのです。不安になってもあからさまに顔に出さない，わからなくてもその場でストップをかけない，おとなしいというか気をつかっています。

　ただ，その気をつかうことが今後の治療で効果的に役立つか，というとどうでしょう。医師はふたりのコミュニケーションには問題を感じていませんでした。とすると，これからもわからない言葉が繰り返され，患者さんはつねに胸の中に疑問をもった状態を続けることになるのではないでしょうか。

　よく注意してみると，医師のペースでの仕切り方が目につきます。「検

査をしていただきたい」「検査を受けてください」と言われました。たまたま受けてみたいと思っていた検査だったのですんなり従っていますが，いちおうは患者さんの同意を確認してほしいな，と思います。テキパキという印象は，裏を返せば一方的ということでもあるのです。

　SPから「わからなかった」と感想を言われ，医師は少し不満げでした。あれだけ長々と説明したのに，というところだと思います。しかし，医療語を平たい一般語にしてこそ，explain『説明』ができたといえます。
　専門用語を必要に応じて言い換えることは，素人を相手にする職業では欠かすことができないと私は思います。ここでは専門用語を説明するのに他の専門用語が使われています。辞書で言葉を調べたらさらにむずかしい言葉で言い換えてあったという経験はありませんか？ 患者さんが「わからない」と感じた事実を素直にうけとめて，なぜそうなったのか考えてみる心のゆとりをもつことができればもっといいと私は思います。「わからない」をさりげなく「わかる」にするのもプロの技の一つです。
　自分と相手の違いをわかり，違いを許し，違いを喜び合うことができれば，異文化のおつきあいはおもしろくなります。自分の世界や文化だけでは得られない，格別の楽しさを味わうことができるでしょう。男と女，大人と子ども，教師と生徒，医療者と患者……違うからこそ出会いがうれしいのでは，と思います。

Scene 6
看護婦 vs. 大野亜記

> **設定**
> ◆「大野亜記」56 歳女性。
> ◆証券会社の営業部員。糖尿病との診断で食事療法を試みたが半年しても結果が変わらない。服薬で半年様子を見たが，血糖コントロールが思わしくないので入院を指示された。
> ◆入院 2 日目。祝日の昼食時。同室患者は 3 人とも見舞いの家族などと院内食堂に行き，大野さんひとりが部屋で昼食をすませたところ。

Ns.──皆さん外出されてお寂しいかと思いますが，お話していいですか？
大野──………
Ns.──（ベッド横の椅子に座って）今日のお食事どうでした？ 召し上がれました？
大野──ええ，ただなんだか味が薄くって物足りない感じで。
Ns.──食事はご自分でつくっておられたのですか？
大野──仕事の都合でほとんど外食です。
Ns.──決まった時間に召し上がっておられましたか？
大野──どうしても時間が不規則になってしまって。
Ns.──お薬はきちっと飲んでおられましたか？
大野──食事の時間がまちまちだから，どうしても…
Ns.──そうですよね。
大野──やっぱりどうしても仕事優先になってしまって。
Ns.──食事はある程度理解されていたと思うんですよね。
大野──いやー，やっぱりわかってなかったんでしょうね。

Ns.──（笑う）今回の入院でもう一度復習されたらいいですね。血糖値の状態を知ることも大事ですし。

大野──（黙ってうなずき下を向く）

Ns.──いかがですか，2日目でまだ落ち着かないでしょう？

大野──うーん，早く仕事に戻りたいと気持ちが焦ってしまって，

Ns.──仕事ですね，そんなに長くありませんので，できるだけ短くなるように，食事を理解されるようにしていかれたらと思います。

大野──（黙ってうなずく）

Ns.──お一人暮しですね。息子さん夫婦とはお会いになるんですか？

大野──別々に暮らしてますから，たまに土日とかに会うこともありますけど。

Ns.──お話になることは？

大野──電話ならありますが，ゆっくり話すことはあまりないですね。

Ns.──もう1年になりますから，コントロールきちっとやっていかないといけないと思うんですけど，なかなか生活のなかでむずかしいことだと思うんですけど。

大野──（黙って下を向く）

Ns.──味の濃いものはどうしてもカロリー高くなってしまいますから，薄い味に慣れていったほうがいいですし，糖分控えめにして，外食のときもカロリーを考えて選んでいかれたらと思うんですよ。

大野──………

Ns.──たいへんだと思いますけど。

大野──……ええ，でも，仕事に入っちゃうと，どうしても仕事優先で自分のことは二の次三の次になって，いけないな，とわかっているんですけど，お腹が空いてもお客様と話していたら……。朝家を出てから夜帰ってくるまでずっと，自分のこと忘れてるわけではないんですけど，仕事していると，先に先に行ってしまって……

Ns.──お客様相手の仕事でたいへんだと思うんですけど。仕事の関係など

で悩みとか多いと思うんですけどね。仕事の途中で気分の悪くなることはないですか？

大野──いいえ。痛いとかなんとかだとわかるんですけど，病気になった気があまりしないので。

Ns.──そうですね，痛みとかだとわかりやすいんですね。

大野──喉がかわくっていうのも，あとから言われて，そうかなと思うんですけど，営業してますと，しゃべるんですよね。それでしゃべるからかわくと思ってたんです。

Ns.──低血糖になると，冷や汗とか動悸とかしてきますしね。

大野──いや，働かないと生活していかれないから。
　　　………なんで病気になんかなっちゃったんだろうって，

Ns.──仕事から帰ったら，休むようにして，休む工夫なんかは？

大野──工夫するヒマがないんです。帰ってきたらお風呂に入って寝るだけで……

Ns.──タバコの本数多いかなと思います。1日30本ですよね。

大野──……わかります。

Ns.──少しずつ減らすといいと思います。
　　　趣味とかは？

大野──昔あったんですけどね。編み物とか昔いろいろやった時期があったんですけど…
　　　ひとりになって，10年なんです。ひとりになるとき，私なりの計画たてて，夢中でやってきたんです。でも，計画には病気になることは入っていなかったんです。なんで病気になったのかな，って……

Ns.──健康な人でも年齢になると，糖尿病になることもありますし，遺伝的なものもありますから。お父さんが糖尿病でいらしたんですね。ごきょうだいではどなたか糖尿病の方はおられますか？

大野──いいえ，父だけですが。父のことを母がとても気をつかっていたの

を，私たち見ていたので，わかってたつもりなんです．

Ns.──お母さん，献立一生懸命やってたんですね．

大野──そうですね，いちいちはかりにのせて，父の世話を母がつきっきりでしていましたからね．私の場合は誰も母のように世話をしてくれる人がいませんからね．

Ns.──大野さんのできる範囲でいいですから，家にいるときとか，できるだけ気をつけて外食でもメニューを選ぶようにするだけでもいいですから．

大野──外食でもね．そうね，揚げ物が多くなりますね．男の人と一緒に仕事していると夕方ちょっと一杯やるのも，仕事の延長で，仕事のうちだと思っているので，からだのぐあい悪いので，と断れないし，嫌いじゃないので，飲んじゃうんで……

Ns.──すこし入院中に，生活をふりかえりながら栄養のこと考えていかれたらと思います．たいへんだと思いますが，将来に向けて，計画たてていかれたらと思います．

先生に，できないことは伝えて他の方法でできるように考えていただきますし，私たちでできることはお手伝いしますので，また声をかけてください．

看護婦役の感想

　見られている場でやるというのは緊張しました。患者さんの目線に合った話し方とか，入院して2日目なので仕事のこととか入り混じった心情とかを聞いていこうと思っていたんですが。そのほかにも食生活を見なおすために，いままでのことを聞き出そうとしたんですが，緊張して思うようにできませんでした。

　家族が，一人暮しの状態なので，協力できるきょうだいとか，息子さん夫婦のかかわりとか，そのへんのところを聞くようにして，なんとかひとりでもやれるような答えでも引き出そうと思ったんですけど，あんまり誘導的になってもまずいかな，と話をするのに気をつけてたんですが，いままで築いてきた生活があるから，あまりそれを壊しちゃいけないな，とそれも気をつけていたんですけど，あのままじゃ実際なかなかむずかしいな，と思いました。

（いまの自分の状況をわかってほしいというSPの感想を聞いて，指導を全面に出してしまったと思う。糖尿病のこわさを，いつも上から見て言っているのでは，と反省した）

SPの感想

　おだやかな感じで安心感がありました。落ち着かないでしょう，と聞いてくださってとてもうれしかったです。たくさんのアドバイスを，こと細かにいただいて，ありがたいと思いました。

　でも，私のなかでは，いまの私の気持ちと離れたところでお話しているように感じて，目の前にいる人なのに，とてもへだたりがあるように思って聞いていました。そのなかで「大野さんなりにできること」という言葉は印象的でした。

> **コメント 日下**

暮らしが見えますか？

　こんなふうに話を聞いて，アドバイスしてくれるナースがいるということはうれしいことです。でもここでは，せっかく話がはずんでいるのに，ナースは医学的なポイントから質問し，質問への答えに対してもまた医学的に答えていることが多い印象を受けます。

　大野さんがご自分の生活のいろいろなことについて，少しずつ話してくれています。のぞき趣味的に感じられるかもしれませんが，大野さんの言葉の一つひとつに医学的助言で対応するというよりも，そのような助言をいったんは棚に上げておいて，大野さんが話される生活情報の扉を開けてみて，彼女の暮らしについてもっと広くいろいろ聞いてみたらどうでしょう。そうすることで，医学的な視点からはとらえきれない彼女の暮らしの全体像が見えてくるかもしれません。

　このようなときに，よく「どこまで患者さんのプライバシーに踏み込んでよいのか悩みました」と言う人がいます。これには基準があるわけではありませんから，そのつど相手の反応を見ながら，あるいは確認しながら話を聞いていくしかありません。

　医療の場は患者のプライバシーに医療者がずけずけ入り込んでかき回してしまう危険に満ちた世界なのですが，多くの医療者はそのことを忘れてしまっていますし，なかにはそういったことをすべて知らないと医療ができないと思いこんでいる人もいます。でも，人と人のつきあいにはおたがいに「知らない」ところがあって当たり前ですし，知らないところがあるからこそつきあえる場合もあります。

　大切なことは，患者さんと話すときにプライバシーに踏み込んでよいのかという，ふつうの人なら誰でも抱く懸念と躊躇を医療者がもちつづけることだと思います。そんな医療者の躊躇に，病気の人は，自分が尊重されていると感じます。

人は、「なんとかしてあげよう」という目の人にはなかなか自分のことを話しきれないものですし、そのような目にはあえて自分を隠そうとするかもしれません。この目を脇においたときに患者さんの姿がずいぶん別のように見えてくるのではないでしょうか。

　新たなケアのとっかかり＝「大野さんなりにできること」が見つかることもありますし、そのように話を聞いてくれる人がそばにいること自体がケアになり、「また声をかけよう」と思うようになります。レポートを書かなくてはと思いながら病床に毎日行ってもどうしても患者さんとつきあえなくて、「もうこの病棟ではレポートを書かない」と決断して訪室したらパッと患者さんと話せるようになったという学生がいたことを思い出します。

　「なんで病気になったのか」と2回つぶやくように大野さんが言っていますが、医療者はどうしても、年齢や頻度、家族歴、医学的にわかっている原因について説明してしまいがちです。

　この問いは「どうして人は生きているの」というような質の問いで、この「どうして」は医学的な「どうして」よりもずっと深いところから生まれてきています。その深いところは暗くて見えないところですから、「見えません」という意味のことを素直に言うほうがずっと信じてもらえそうです。

コメント 佐伯　むずかしい患者といわれても

　実習のあとの討論の時間になって、この面接は「むずかしい」という意見が多く出されました。本人の自覚がまったくないのだから、と。あくまで医学的な正しさを追求しようとすると、ここに出てきたような「医学以

前の問題」の患者さんの姿は見えにくくなってしまうのかもしれません。

　きちんとした敬語でやさしくおだやかな表情で話しかけてくださったのがまず印象的でした。この看護婦さんは落ち着いておられて，大人の感じがします。曲がったことやいいかげんなことはしない人柄が感じられます。その方が「お話していいですか？」と来られました。病室にひとり取り残されて，「お寂しいかと思って」と近づいてこられました。その心づかいを，患者さんは素直に受け入れています。

　ところが二言三言かわすうちに，なにか変だと気づきます。それでも患者さんは気をつかって「どうしても仕事優先になってしまって，やっぱりわかってなかったんでしょうね」と正直に話して，相手のやさしさに応えようとしました。しかし，それに対する看護婦さんの返事「血糖値の状態を知ることも大事です」で，しゅんとなってそれ以降は言葉が出なくなっています。

　しょせん看護婦さんはお医者さんと同じだ，という思いが，食後のおだやかな静寂にいた患者さんの気持ちに水をさしてしまいました。患者さんが話す気がなくなっていることに看護婦さんは気づきません。

　このような言い方は医療者にとって，失礼に聞こえるかもしれません。せっかく糖尿病の指導をしてあげようと心をくだいているのに，その親切も理解しないで，と。

　けれども「寂しいだろうから」と立ち寄ってくれた人がいきなり職務質問を始めたら，迎え入れたほうの気持ちはどうでしょう。その場を離れたくても患者さんは逃げられません。検査や処置の時間以外は，ベッドの周囲くらいの空間はプライバシーだと思います。その空間に入るときには，見えないドアにノックをしてほしいと思います。そして用件を言ってもらうほうが心の準備もできます。

　さりげなく情報収集と指導に結びつける工夫をしてくださったのだと思いますが，不条理な無念さの真っ只中にいる患者さんの"こころの時"と

でもいうものには，合っていなかったのでしょうね。

　「働けないと生活していかれない，なんで病気になったのか」というしぼりだすようなこころの叫びは，文学の世界ならわけなく理解できるのだと思います。この世に生きる私たちは，あるときは嘆き，あるときは笑い，いいこともよくないことも目にして，味わって，そして死んでいきます。なぜ糖尿病を発病するのかという医学的な説明がほしくて叫んでいるのではないと，小説の一節であればわかるでしょう。

　気丈な大野さんです。叫んで嘆いて涙をぬぐいながら，それでも生きていこう，と顔をあげるときが必ずあります。そのようにしてみんな生きているように私は思います。そのときにこそ，正しい知識や適切な助言が本当に役に立つのではないでしょうか。まじめで正しく，しかも人間の弱さをわかってくれる医療者となら，不条理にみえる人生もやっていこうかな，と私は思います。

「大野亜記」シナリオ

模擬患者設定-9707 N　　　　　　　　　　　　　東京SP研究会作成

患者名　大野亜記　56歳　女性
　　　　証券会社の営業部員
　　　　関東近郊都市のマンション

□場面　入院2日目。日時は，祝日の昼食時。同室患者は3人とも，見舞いの家族などと院内食堂に行き，大野さんひとりが部屋に残っている。

□入院までの経過　昨年，10年ぶりに受けた職場の健康診断で再検査を要すと言われ，自宅近くの当院内科外来にて検査を受け，糖尿病と診断された。栄養士の指導を受けて食事で血糖のコントロールをしたが，半年しても結果が変わらず，薬で血糖のコントロールをはじめた。オイグルコン（2.5）を半年飲んでいたが，1週間前の診察で，血糖コントロールが思わしくないので入院を指示された。

□現病歴　空腹時血糖　220mg/dl
　　　　　HbA_1c（グリコヘモグロビン）9％
　　　　　尿糖…………陽性
　　　　　BUN …………15.0mg/dl
　　　　　Cr …………0.8mg/dl
　　　　　血圧…………140/85mg/Hg
　　　　　肝機能脂質の異常値なし
　　　　　身長155cm，体重55kg
　　　　　指示カロリー…1,400kcal
　　　　　タバコ…………30本/日
　　　　　飲酒…………ビール，日本酒，ウイスキーなどほぼ毎日

□家族歴

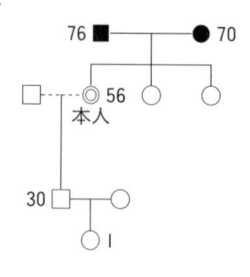

　　　　　父親　糖尿病の合併症（腎臓）で10年前に死亡
　　　　　母親　脳卒中で3年前に死亡
　　　　　妹　　2人　他県に住む
　　　　　夫と10年前に離婚
　　　　　子供　長男30歳　2年前に結婚して他県に住む
　　　　　孫　　女の子1歳

□ 患者背景　性格……勝気でがんばり屋。人になにか頼まれると断れない性格だが，挑戦的攻撃的なところもある。姐御肌。

　　　　　　生活環境……近郊都市のマンション。ローンが10年残っている。夫と離婚する数年前から，証券の外交をしている。離婚，実家の母の死。息子の結婚で一人の生活になり，仕事がすべての毎日である。ただこのところ不況で営業環境が厳しくなり，なにかとストレスが多大となる。朝食はパンとコーヒー。昼食は外食となり，仕事上のお客さんや職場の人と飲むことが多い。また，訪問先での茶菓子等も多くなる。遅く帰宅して，仕事からの解放感からまた飲みたくなる。ただし，朝から酒を飲むことはない。

　　　　　　生い立ち……口やかましい父とそれに従う母の間の3人姉妹の長女。父は40代からの糖尿病で，母が食事にたいへん気をつかい，父自身でインシュリンの注射をしているのを見ていたので，この病気のこわさも知っているつもりである。

□ 患者さんの気持ち
・仕事は忙しくたいへんだが，おもしろくやめられないし，現実に住宅ローンの返済と，生活のために続けなければならない。早く退院して仕事をしなければ，と焦っている。これから治療して仕事に復帰できるのだろうか，不安だ。
・いままでの食生活と病院食の差が大きく，もの足りない。
・同室者のイビキが気になり，眠れない。同室患者とのつきあいもむずかしい。
・自分の人生では病気になることは計画に入っていなかった。なぜこんなつらい思いをしなければならないのだろう。

□ シナリオのねらい
病気のこわさはわかっている患者さんです。一つひとつの解決策を見つけてほしいわけではありません。患者さんの身になって話を聞き，気持ちをわかろうとすることができるか。患者さんの味方になることを伝えることができるか。

III

SPの世界から見えること

―――佐伯晴子

1 ── 患者さんが「話がわかりにくい」と感じるとき
コミュニケーションをはばむ専門用語と表現

医学用語が「通じない」のは当たり前

　言葉づかい自体はていねいで，患者さんをひとりの人間として尊重し，落ち着いた態度で患者さんの目を見ながら話に耳を傾けることのできる医療者であるにもかかわらず，患者さんにとってみれば，あまりコミュニケーションがうまくいったような気がしないことがあります。

　書家の石川九楊氏は『二重言語国家・日本』（NHK出版，1999年）のなかで，「現代の日本語は，やまと言葉，中国の文字を使った漢語，カタカナであらわす外来語という，二重どころか三重の言語が混在していてややこしい」ということを述べています。略語や業界用語，また流行語などもふくめると，雑多な言葉が飛びかっている状況といえるでしょう。同じ世代や業界ならわけなく通じそれを使うことでさらに仲間意識が強まる言葉は，世代や業界の異なる相手にはまったく通じません。言葉が通じないと感じると，話したい，あるいは聞きたいという気持ちがしぼんでしまいます。

　本当に日本の言葉は複雑なのでしょう。明治以降，西欧文化を知るために言葉が次々と日本語に翻訳されました。もともとの日本語にないものは，一文字で意味がわかる漢字を組み合わせて翻訳語に仕立てあげたようです。場合によっては漢字そのものをつくるといったこともおこなわれていたかもしれません。

　私の曽祖父は明治時代にほそぼそと博物学や政治を教えた人でしたが，遺品の動物分類系統図を見ると，自分でつくったのではないかと思えるような奇妙で複雑な漢字がラテン名と英語名の訳語としてあてられていま

す。読み方は私にはさっぱりわかりません。つまり，文字の形で意味のあたりをつけて通じさせているのです。

　医学医療でも，西洋近代医学を取り入れるまで日本語には存在しなかった言葉を新しくつくりだして，医学を学び医療を展開してきたのでしょう。ですから，そのような医学医療の言葉が日本語のような姿をしていても，一般の日本人には通じにくいのはむしろ当たり前ではないでしょうか。

専門用語とは業界用語

　じっくり漢字を見ていればおおよその見当がつく言葉もありますが，医療面接という場では，音声がたよりです。いや，ふつうは音声しかありません。一般の日本語ではない，医学の翻訳語で患者さん話をするとどうなるでしょう。

　患者さんは受け取った音声を頭の中で漢字に変換します。ところが医学の言葉を一般のワープロで打ってみて困ったことはありませんか？　それらは変換語彙にほとんど入っていないのです。同音異義語ならたくさん出てきます。患者さんはワープロと同じ「一般文化の人」ですから，同音異義語に変換しては意味が通らずに困惑します。こわい先生だと，「わからないのは教養が足りないせいだ」と軽蔑されたような気になって，小さくなってしまうこともあります。

　また，カタカナ言葉もテレビや新聞・雑誌でなじみがあるからといって，すんなり通じるかどうかは別問題です。カタカナのままであるということは日本語にはない概念で，日本人に根づいていないのかもしれません。また，同じ意味の日本語があるのに目新しさを装うためにわざとカタカナ言葉を使っていることもあります。

　さらに，語の意味は文脈で決まります。医学医療の文脈では意味が限られることもあるので，患者さんが同じカタカナ語を異なった意味でとらえてしまうこともあります。一般に通用する言葉であるかどうか，同じ意味

で通じているのかどうか確かめてもらえたら，という気がします。

　また，日本人は多くの外来語や長い言葉を短縮するのが好きなようですが，仲間うちの符牒である略語は，仲間以外の人には通じません。とくに「アナムネ」「ムンテラ」「IC」など，医療の手続きをさす言葉を略語の音だけにすることで，患者さんにとっての重要な意味もあっさりと薄められてしまうように思います。いつどこで誰が誰に何をなぜどのようにおこなうという行為の一連の過程が，短い単語にすることで機械的な処理になってしまうのでしょうか。問題そのものが軽く扱われ，患者さんはどこに行ったの？と感じることも少なくありません。

　このように，意味が伝わらない言葉の理由はさまざまです。疾患名や薬学・化学関係の用語は誰が考えても通じにくい言葉だと思いますが，その世界でしか使われない表現はすべて専門用語だととらえてよいと私は考えています。

　さらに，伝わりにくさの原因の一つには，医療の内側の制度や事情そのものが一般人にはなじみがない，ということがあります。それは医療のなかにいる人にとってはあまりにも日常のことなので，気づきにくいようです。

〈実例集〉

「問診をとらせていただく○○です」───「問診をとる」「病歴をとる」「予診をとる」。これらは医療側の手順を示す言葉です。患者さんは自分が何をするのかわかりません。

「ポリクリの学生の○○です」───警察関係？クリクラ，プラカン……，一般の人が知っていなければならない理由はどこにもありません。

「シュカンテキで結構ですから」───？？？つまり何を言えばいいのでしょう？

「痛みを自覚したのはいつですか？」———「痛いなと思ったとき」とは違うのでしょうか？
「痛みのセイジョウは？」———「正常な痛さ」とはふつうの痛さのこと？ひどいときは？
「ジゾクテキですか？」———一日中ずっと続いているということですよね？
「痛みはゲンキョクセイですか？」———緊張する音ですね。「極限の痛み」ともとれます。
「イツウのホウサンは？」———ゴキブリ退治の団子とどうして関係あるのかしら？
「ブイは？」———海に浮かぶ赤いもの？ V？「どこが？」ではどうしてだめなのか。
「キロクブですね？」———記録を保管する部？「シンカブ」は新しい株……？

　身体の「部位」に関する言葉は，ふつうの生活で使われるもの以外は，まず伝わらないと思っておくほうが無難でしょう。教科書に書かれた用語をそのまま患者さんに向けても通じません。
「時間的経過」「頻度」「誘因」「増悪・増強する因子」「日内変動」「左右差」「随伴症状」———これらは漢字変換はなんとかできても，いかにも硬くて，緊張してしまいます。患者さんが黙りがちなのは，もともとの気分のせいだけとは言いきれません。
「キオウレキは？」「キンイをジュシンされたことは？」———医療の学問の世界に入るまでは，ごくふつうの日本語を使っていたはずなのに，むずかしい言葉しか使えない医療者がおられます。言葉は，その文化に溶けこむにつれて自分ではわからないうちになじんでしまいます。使う機会が多い言葉に，どうしても合わせてしまうのですね。
　ただ，外国暮らしを長くして日本語を忘れる人もいる一方で，その土地

の言葉も日本語もどちらも流暢な人がいます。医療と一般の両方の文化を行き来できる医療者は，やはり話しやすくていいですね。

　検査の用語は，インフォームド・コンセントの理念からすると説明がほしいのですが，忙しい現場では効率優先のようです。患者さんは言葉そのものでさえ理解できていないのに，検査をするかどうかについて質問をさしはさむなど無理な注文ではないでしょうか。

「簡単な検査」「ざっと一通りの検査」「検査一式」———誰にとっての簡単な検査であり，その目的は何なのか，具体的説明がほしいところです。

「サイケツ」———入院していると理由もわからず血をとられることがあります。最近では，知らないうちに治験に使われていたり，遺伝子解析をされていたりという報道もあり，うっかり血液検査も受けられないと考える人も出てきています。何のためにする検査であるか，日常的なことであっても，簡単に説明してもらいたいと思いますが。

「シンシュウテキ」———侵襲という文字は私のワープロでは出てきませんでした。患者さんにとってこれこそ聞き流せない言葉です。ぜひわかるように説明してください。

「ゾウエイ」———造影という文字を見ても，何をどうするのかわかりません。具体的な，患者さんが体験するという視点にたった説明がほしいところです。

「検査にまわす」———聞きようによっては，患者さんがモノ扱いされた感じがします。

「コウタイカ」———数字だけ示されても意味がわかりません。だからどうなるのか。

「きれいな□□」———きれい＝美しいと感じる患者さんにとって，臓器や手術の傷がきれいといわれても，ピンときません。誰にとってきれいなのか。きれいがいいのか。

「セイジョウハンイナイ」「アクセイショケンはありません」———つまり

安心できる？
「ヨウセイ・インセイ」———その検査について陽性と出るのがいいのか，悪いのか。

　同じ言葉が日常で使われるときと，医学医療で使われるときとで，意味あいが異なります。
「**運動**」ときいて，素人はテニス，ジョギング，水泳などのスポーツを思い浮かべます。階段の上り下りとか，急ぎ足で歩くという日常生活の動作だとは思いません。また「**安静**」も，じっと動かずに寝ている状態のことしか頭に浮かびませんので，なんとなく話がずれてきます。「ご**家族で大きな病気をされた方は？**」と聞かれると，一緒に暮している家族のことを考えますから，「主人の父が脳梗塞で」という話もします。家族構成や家族関係という言葉も範囲がわかりづらいことがあります。
「ベンセンケツ」「トケツ」「ゲケツ」「オウキ」「オシン」「食物ザンサ」「タール便」など———それが具体的にどういうことなのか，素人にはイメージしにくいですね。
「キュウセイキ」———旧世紀？ さすが先端医療。旧世紀にはなかった病気か……
「イッカセイ」———一家性？ わが家系にはよくある病気なのか……
「シンコウセイ」———信仰性？ 信心しすぎか……
「ホンタイセイ」———？？？ 本態性と字を見せられて，ますます？？？
「キシツテキ」———気質的？ 気にしすぎなのか………
「キノウテキ」———どうしてこの病気が便利で効率的だといえるの？

「○○を否定する」「○○を除外する」「○○を疑う」———どういう意味でしょうか？ 医学論文の文体そのままに語られると，目の前の医療者が遠くに思えてしまいます。
「シンケイナイカガクテキイジョウショケンは認められません。シンイン

セイも考えられますので、シンリョウナイカかセイシンシンケイカを受診されることをお勧めします」と言われても、神経内科、心療内科、精神神経科が何をするところか、素人は不案内です。

　そして、処方された薬に関しての言葉がややこしい。略語も盛りだくさんです。
「ザヤク」「トンプク」「テンビ」「ガイヨウ」「ナイフク」「ショッカン」などは、薬を使った経験がなければわからない言葉です。鼻に塗ったり、おかずとごはんの途中で飲んだり、正座して飲んだ、という笑うに笑えない誤解も実際にあるようです。
「ザイケイ」「サヨウキジョ」「ヤクレキ」「キンキ」「ケッチュウノウド」「ヤッコウ」。また、「キュウヤクキカン」「イキチ」「キッコウ」「薬をきる」と、なんだか恐ろしそうですね。

　看護の世界の言葉も、勤務形態や組織にまつわる用語までからんで、じつに複雑です。
「ミンザイ出てます」「検査オーダーします」「ユエキのデンカイシツ」「ジュンヤキン」「ホウシツ」「タイコウ」「セイシキ」「ホウコウ」「先生のシジ」「シフト」「バイタル」。
　とても忙しいので言葉も効率的になっているのだと思いますが、医師の言葉がすでに通じないわからない、と困っている患者さんや家族の質問や不安に言葉の面でもこたえていただけると、いい看護婦さんに出会えたと思えます。

　入院しますと、食事のこともたいへんです。「ゼンガユ」と言われ、禅宗の料理ではないとしても、「キザミ」など実物を見てはじめて、なーるほどと思ったものです。あまり力が入らない患者さんがベッドに座って冷えた焼き魚の身をほぐすのに苦労するなど、食事に対する要望を誰に伝え

ればいいのか，わからないことがあります。

　また，伝えたとしても簡単には変えられないことも多いようです。プライバシー確保はもちろんのこと，病室にトイレやシャワーがない不便さとあわせて，入院生活の質を考える時代にきていると思うのですが，それについても医療者と患者がともに話し合えるような土壌が必要ですね。話し合いをすることでなにが問題なのかが見え，知恵を持ち寄って解決の道をさぐることができるかもしれません。その前に，医療者と患者さんがふつうに話せること。これがなければ始まりません。

2 ── やりやすい SP, やりにくい SP

「客観的」とは文脈無視か

　OSCE（136ページ参照）では学生さんも先生方も目の色が変わってきます。試験結果の数字が人生を大きく左右する社会では，試験の出来ぐあいに神経をとがらせるのは無理もないことです。

　そこで医療面接部門で患者役となったSPの演技と評価（相手の医学生に対する印象）も，できるだけ公平でありたいと思います。ハンサムだからサービスしてたくさんしゃべるとか，とっつきにくいから答えない，などという目にあまる"えこひいき"や"ばらつき"をなくすのは当然です。このためにSPは，OSCEのシナリオにそって，質問の分析や答え方の練習に取り組んでいます。

　ただ，人のコミュニケーションは機械と異なり，微妙な要因で影響を受けます。また感じ方という主観は，人それぞれ違っているのが当たり前です。大きな枠でくくることはできたとしても，こまやかな部分まで寸分違わずそろえられるほど人間は単純ではない，と私は思っています。むしろその違うところが，人間の文化を豊かにし，たえず動かしているのではないでしょうか。

　ところが，人間のこころの機微より，「客観的な」数字がそろうことに価値や安心を見出す傾向が一部の教育側にあるようです。そこではOSCEのSPは，演技がつねに一定で，相手がどんな雰囲気をもっていようと，どんな文脈になっていようと，ある条件（特定の質問）があればそれに対して一定の反応（対応する答え）をするように求められることがあります。その反応を即座に出してくれるのが「やりやすいSPさん」であり，相手に

よって出さないのが「やりにくいSPさん」だと言われてしまいます。

けれどもコミュニケーションは文脈を無視しては成立しません。脈絡なく唐突な質問に，きちんと話を築いてきたうえでの質問と同じ答えを出すというのは，気持ちに無理があります。SPがサービスしてしゃべりすぎると不公平になる。やりにくいSPだと面接能力を正しく評価できない。じゃどうすればいいのか，とSPは割りきれない気分になります。

「うまくできる」のを見たくてしかたがない

また，OSCEに限らずSPとの医療面接では，たとえば腹痛は「わかりやすい」が，頭痛は「わかりにくい」シナリオだなどと教育側から言われることがあります。

SPとしてはどちらも日常経験する体のぐあいの悪さであって，その人が生活のなかでそのぐあい悪さにどれだけ困っているかをシナリオの中心にしていますので，難易度といわれてもピンときません。診断が簡単につくのが「わかりやすい」ということなのでしょうか。

そのせいか，できるだけ「わかりやすい」シナリオでやってください，と要望されることがあります。もちろん，徐々に自信をつけていくために基本から始めるのは大切なことです。ただ，やりやすいSPや「わかりやすい」シナリオが基本といえるのでしょうか。

実習をする学生さんに何について目を向けてほしいのかにもよりますが，どうも先生方は学生さんが「うまくできる」のを見たくてしかたがない，という感じがします。やりにくいSPで「わかりにくい」シナリオであっても，SPは誠実に対応してくださる学生さんには十分に信頼を感じますので，診断能力ばかり気にせず，出会いのおもしろさを体験してほしいと思います。

3 ── どんな服装したらいいですか？

現代的な「軽さ」

　「どんな服装したらいいですか？」「やっぱし敬語ですか？」「茶髪はだめですか？」「ひげはどの程度ならいいですか？」——実習でこんなことを質問されます。黒や紫のワイシャツに抵抗のない若い人がふえました。くしゃくしゃの黄ばんだ白衣でOSCEに臨む学生さんもいます。きわどいミニスカート姿が大学と地続きの病院を闊歩しています。まるで川遊びのような軽装で堂々と遅刻し，飲食しながら講義を聴き，メールを打つ合い間に教壇に視線を向け，大きな声で私語をする……。

　もちろんこのような学生さんばかりではありません。ただ，見た目に軽い感じの方がふえたのは事実です。服装が軽く行動が気ままなことが絶対にいけないというのではありませんが，患者になる身としては，なんとなく心配です。

　ですから服装や言葉づかいについて質問してくださると，少しほっとします。患者さんから見た印象を気にしてくださるのは，うれしいことです。それで「相手が不快にならないように」などとお話しますと「なるほど」と言われます。

　しかし，SPでなくても大人の目で医学医療を職業とする予定の若い人へ具体的に助言できる人はいくらでもいそうに思います。SPだと聞きやすい，というのはうれしい反面，複雑な思いがします。

保守的な「尊大さ」

　そうかと思うと，おなじ学生さんから，「患者の心を開き，自由に話さ

せる」「患者の不安をとりのぞく」「威厳をもって患者に接する」「患者の感情を放出させる」「感情を明確化する」「患者教育をすすめる」など高みに立つような言葉が出され，びっくりすることがあります。流行を追う軽さとは裏腹の保守的な医療者‐患者関係に，一般人のSPとしては戸惑うばかりです。ちぐはぐな雰囲気のなかで，言葉の尊大な響きが妙に耳に残ります。

　患者さんはたいがい，なにがしかの人生の修羅場をくぐってきた人たちです。自分の孫くらいの若い人に「教育」や「指導」，あるいは「評価」をされねばならないとしたら，よほどその医療者に専門家として，あるいは人間として信頼を寄せていなければ，気持ちがついていきません。

　おそらく学生さんはそれを承知しているからこそ，完璧でなければ，しっかりしていなくてはと焦って，テキストにあるとおりのことを口にしたのだと思います。彼らのせっぱつまった思いをどうして非難できるでしょう。パターナリズムを無自覚になぞっているだけだと指摘するのは簡単です。しかし，自分のありのままと，テキストに書かれた医療者のあり方とのギャップをどうとらえていけばいいのか，指導やアドバイスを受ける機会がなかったのではないでしょうか。

弱さを出してもいいんです

　「どの薬をおぼえておけばいいですか」「患者さんはどういう対応がいいのですか」──このような質問もよく出されます。すぐに答えをもらう前にどうして自分で考えてみないのだろうかと，責任の一端は自分にもあると知りつつも，このままでいいのだろうかと思ってしまいます。

　吟味する，自分の言葉で語る，という習慣がそぎ落とされた，ムダのない，結果優先のコミュニケーションでは，こころが閉じ込められて窮屈そうにしていると感じることがあります。

　不安に思っているのなら，恐れずに言ってもらっていい。わからなくて困っているのなら，はっきりそう言ってくれていい。はったりなど言って

もらいたくない，と思うのですが，答えが出せない焦りや弱さを，絶対に見せてはならないと必死になっている苦しげな姿が見うけられます。

　もっと自由になればいいのに，弱さを出しても大丈夫ですよ，と声をかけてあげても，まだまだからだが固まっています。気楽にすごせる場ではもっといい笑顔が出る方なのに，患者さんの味方になりたいという志に満ちているのに，気持ちとは裏腹に固い表情や四角い言葉で患者さんと近づけずにいる，と残念に思うことが少なくありません。

　もっと若い心のよさを大事にして患者さんとおつきあいする方法を伝えられないものでしょうか。若い人たちがのびやかに成熟して，大人として医療に携われるように，まわりが用意するべきことがあるのではないかと思ってしまいます。

　SPがその場でできることには限界があります。実習で気づいたことのごく一部しか伝えることはできません。その小さなかけらでも，学生さんがその人らしく，できれば「話せる医療者」になるように活かしてもらえたらと思います。若さがいっそう輝きを増すような心の軽さを手にしてもらえたら——SPは心からそう願っています。

4 ── ナカダ？ ナカタ？ マツサカ？ マツザカ？

こだわるか，こだわらないか

　1個か2個，せいぜい3個の漢字であらわされる日本人の姓。読み方がむずかしいのもありますが，よくあるお名前でどっちかな？と迷うものもあります。

　高校の非常勤講師として，1学期の中間・期末の定期考査のたびにクラス編成が変わる授業を担当して私が苦労したのは，生徒の名前を覚えることでした。次の週までに200人ほどの顔と名前を一致させておくなど，記憶力の老化も著しい私にはとうていできないことでした。でも，怒るんですね生徒は。週に3回も授業があるのにまだ覚えられないのか？とムカツイた顔を向けてこられて，ごめんごめんとあやまると，しょうがないな，と許してくれます。しかし次に間違えたりすると，ろくに授業も聞いてくれません。彼らにとっては名前を覚えることが，私が真剣につきあおうとしているかどうかを測る一つのバロメータであったようです。

　ですから最初の授業は私にとって正念場。ふやけた脳の溝にできるかぎりの印象を押しこもうと，出席簿を片手に一人ひとりの名前を読み上げます。そのときです。サトシかテツか，ジュンコかヨリコかというのもありますが，前のクラスではナカダと読んだと思ったらこちらはナカタ。オオタニがオオヤ。それぞれ家庭の歴史を背負ったお名前なので間違えては失礼と思うとよけいに脳がこわばって，前のナカダの笑う顔と今のナカタの不機嫌な顔が交錯し，いつまでたっても確かな記憶になってくれません。ごめんねナカタさん。

　こんな経験があったので，SP実習で学生さんの名簿に「中田」を見つ

けたときはちょっと緊張しました。
「ナカダさんとお読みするのですか？ ナカタさんですか？」
「どっちでもいいです」
「どっちでもって，本当はどちらですか？」
「ナカダですけど，ナカダでもいいんです」

　そ，そんな……。拍子抜けするほどの柔軟さに私は驚きました。さすが高校生の悪ガキとは違う，簡単にムカツイたりはしないと感心したものですが，これでいいのだろうかとも思ってしまいました。「どうでもいいです」とご自分の名前について言われる学生さんは，実はひとりだけではないのです。名前なんかにこだわらなくても，ほかに自分をアピールできることはいくらでもある，という余裕なのでしょうか。

匿名の医療者とは歩けない

　しかし，医療の現場でお仕事をされる方には，自分の名前にもこだわってもらいたい。こだわるから，相手にしっかり覚えてもらおうとする，それが自己紹介という形にあらわれてくれたら，「あなたとこれから一緒にやっていきたいと思います」というメッセージがきちんと伝わってくるように思います。

　また，患者さんの名前には，いうまでもなくフルネームでこだわってほしいものです。オオタニなのにオオヤと呼ばれたら，「自分でいいのだろうか」「間違われていないだろうか」と，医療者が思っておられる以上に患者さんは心配になります。

　医療者の自己紹介と患者さんの名前の確認。面接技法では軽く通りすぎてしまわれがちな，ごく最初の部分です。医療者‐患者関係をスムーズにするお愛想のように考えられることもあるようですが，医療を受ける患者にとってみれば，命を預けることになるかもしれない担当者とのはじめての出会い。大げさな言い方をすれば，一生にかかわる重要な人物との契約関係締結の第１回会談かもしれません。

患者さんはふだんの生活では組織人であっても，医療を受けるときにはあくまで個人です。自分の身体や命は集団で肩代わりはしてくれません。お金や土地以上に大事な，かけがえのない自分の身体や命を託するのですから，少なくとも担当となる医療者の名前は知っておきたいと思います。
　「自分は門外漢ですから，あなたという専門家にやってもらいたい。ぜひしっかり頼みますよ」という患者さんの個人としての気持ちを，匿名の医療者に送ることはできないのです。
　「ナカダじゃなくてナカタです」「マツサカじゃなくてマツザカと濁ります」とこだわって名前をなんども紹介してくださる医療者，「○○○子さん，でよろしいですか？」「○○さんはいつから……？」とこちらの名前を覚えてお話してくださる医療の専門家には，一緒に歩いてもらいたいと思います。

5 ── SPに求められる資質とは

　東京SP研究会でSP養成をしたり，他施設でのSP養成をお手伝いしてきた経験から，SPに必要な資質として次の点が最も重要ではないかと私は思っています。
①人の話を聴くことができる。
②自分の感情や考えを言語化することができる。
③教育の人的資源としての役割を理解できる。

話を聴く

　演技は誰でもある程度できるものですが，人の話を聴く能力がなければコミュニケーションは成立しません。ところが，「ボランティア」をする人には，かえってこの①が欠けていて独善的な場合があり，活動するうえでむずかしいことがあります。
　テキパキ仕事をこなしたり，次々と仕事を見つけてつねに動き回っている人には，ときどきこのように他人の話が聴けないことがあります。しかし演技練習やフィードバック練習など，養成段階で他者の指摘や意見に耳を傾けることができなければ，自己満足の芝居で終わってしまいます。

感情を言語化する

　自分がいま何をどう感じているのかを意識し，それを適切な言葉にするのは，訓練を続けると習得できるようになります。ただ，理論先行型の人は，ナマの感情より理屈や因果関係に注意が向いてしまうので，案外いまの自分の気持ちがつかめないことがあります。うれしいのか，いやなの

か，そんな単純な気持ちが自分のなかで起こっていることに気づくことが大事です。

カウンセリングの心得のある人などは，すでにこの訓練の経験があるはずですので，できればそのような人たちからSP志望者が出てくださるとよいと思いますが，カウンセラーの意識が出てしまうと，素人の患者役のSPとしてではなく，カウンセラーとして相手役と対してしまうおそれがあります。患者さんのはずが，「いつのまにか援助者や指導者になっている」ということのないように気をつけることも大事です。

教育のための人的資源として

医療への思い入れが強すぎると，医学教育（主体は学習者）の素材であることを忘れて，自己主張の場にとりちがえることがあります。中高年の世代には若い学生さんには教えさとす必要があると思ってしまい，患者－医師関係であったはずが，いつのまにか主客転倒したような教師－学生関係，親－子ども関係になることもあります。そうなると学生さんは，教師の教えを聞くだけの受け身になってしまいがちで，せっかくの体験学習が講義と変わらなくなってしまうおそれがあります。

また，個人的な医療の体験がSP活動への動機であっても，自分が体験したことと目の前の学生さんとは本来なんのかかわりもないはずです。「自分はこんなことがあったから，同じ状況をつくって相手がどう出るか試してみる」などというもくろみは，相手の学生さんを傷つけるだけでなく，実習そのものに対し失礼なことです。

目の前の学生さんが，「この実習をしたことで患者さんと話をしたくなくなった」という気持ちにならないように，SP養成段階でもできる限りのことをします。

シナリオ把握力と感受性

このほかに，自分でシナリオ（患者背景）を書くための想像力，創造性，

論理性，洞察力，演技のための表現力（わざとらしいものはしませんが），感受性，記憶力，集中力などがあげられると思います。

シナリオは必ずしもSP本人が書く必要はありませんが，医学情報と，性格，人物背景を盛り込み，その人物になりきるだけの理解をしていることが必要です。本当はその患者さんの行動や思考を100パーセント支持できないと，気持ちになりきれないと私は思っています。その人物の心理がつかめていることが，身体症状をおぼえこんでいることと同様に，演技には欠かせない要素になります。

また，感受性はとても大事です。言葉に対する感受性（専門用語や表現）はもちろんのこと，しぐさや全体の雰囲気にも敏感にアンテナをはっていることができると，相手の医療者が自分では気づかないことについて感想を言うことができます。むしろこの点がSPにいちばん期待されているところではないかと思います。その際SPは，「私は○○と感じた」というあくまで主観的な表現をします。そう感じる人もいるのか，と思ってもらえたら，それでいいのだと考えています。

教育者に求められるもの

SPに資質が求められるのと同時に，SP演習をおこなったりSPを利用する教育者にも，望ましい態度や姿勢があると思います。実習で協力していていいな，と思うのは，学生さんの身になって考える教育者です。人が伸びるには何が必要かをよく知っていて，さりげなくそれを提供できる方は，学生さんに対する目が広くて，しかも深いように感じます。そのような方は患者さんを，立場は異なるが人間として対等と考え，SPにもそのように接しておられ，言葉の使い方ひとつとっても上下関係を感じさせません。

学生さんは先輩である教育者の言葉やふるまいに影響を受けます。生きたコミュニケーションの現場としてSP実習全体が観察され，そこからも学ばれているように思います。

6 ── SPが大事にしていること

感情をもった「ふつうの人」として

　SPでなければできないことは何か，何がSPの価値か，ということを考えていくと，それは「誰がSPをするのか」に密接にかかわっていると思います。

　同業者や学生どうしで患者役をおこなうのも，文字からすればまちがいなく模擬患者＝SPです。また，パートやアルバイトとして雇われた人が指示に従って演技をしてもSPには変わりないでしょう。つまり「患者役の演技」という点だけに焦点を当てれば，誰がやっても同じではないかと思われます。症状を聞き，診断するために適切な質問をする，という医療面接の「診断のための情報収集」の練習台なら，さらにはコミュニケーションの技法レッスンだけなら，誰がやっても同じ，または機械がやっても同じかもしれません。むしろ問題集やコンピュータ画面のほうが能率的に学べると思います。英会話の教材と同じです。

　では，医療の素人，つまり一般人がSPをすることの意義とは何でしょう。演技の専門家でもなく，ただの「ふつうの人」が患者役をすることで，何が起こるのでしょう。

　SPという，仲間うちでない一般の人が患者役をすることで，現場に近い緊張が起こります。また，コミュニケーションのとり方に応じて反応しますから，マニュアルどおりにしていてもうまくいくとは限りません。一方的な質問や発言をすると，それ以上話を続けてくれないかもしれません。反対に，少していねいに挨拶して自己紹介しただけなのに，ずいぶんうれしそうに話してくれることもあります。話がスムーズに進み，一体感

が出てくるかもしれません。なぜそういうことが起こるのか，どうして人によって起こる感情が異なるのか，それを考えるのがSPの実習なのです。

素人という異文化をつらぬく

　また，患者-医療者間の信頼関係づくりに焦点を当てたのが，SPの仕事であるといってもいいと私は思っています。はじめて出会った医療者に，もっと話をしたい，相談に乗ってもらいたい，一緒に考えてもらえそうだ，と積極的に思えることが，信頼の第一歩であると私たちは考えています。簡単にいうと，自分の「味方」と思えるかどうか。

　生活者としていろいろな人生を送っている一般人のSPは，医療の論理ではなく，自分の価値観で生きています。シナリオの人物を演じるときも，その基盤はSPの揺るぎない生活哲学です。医療を相対的に見る目をもっていますから，医学的に良い悪いと言われても，自分の生活や人生にとっての病気の意味を考えようとします。

　私たちSPは医療とは異文化の，一般の文化の人間なのです。医療面接は異文化の出会いですから，その練習台はやはり異文化の人がつとめてこそ，本物の患者さんに近いシミュレーション体験ができるのではないのでしょうか。

　したがってSPとして大事なのは，あくまでも医療の素人であること。たとえ医学の知識があっても，SPをするときには素人という異文化をつらぬくことがSPの価値だと私は思っています。

　異文化だからこそ感じることを大事に，自分の心の動きに注目しながら患者役をするのですが，ほとんど演技をしているという感覚はありません。その人になりきっていますので，そこでの心の動きはすべて本物です。医療者として，自分に向き合ってくれる姿勢や態度がいいな，うれしいなと思うのも，これから話をしようとしていたところを質問で押しきるようにさえぎられてなんともむなしく感じるのも，すべて真実です。です

からシミュレーションといっても，その場は真剣勝負です。

　また，演じながら自分の感覚を意識し，それを記憶しておくには，かなり集中力が必要です。さらに自分が感じたことを勢いに任せて言い放つのではなく，取捨選択をして中身を整えてから，相手の状況を考慮して感想を述べます。相手はどう反応するか，聴衆の雰囲気はどう変化したかを観察しながら，言葉を選んで内容を調節します。

　そのためにSPは，素人としての感性を鈍らせない訓練や，相手にとって受け入れやすい感想の述べ方という表現法の練習などを繰り返しおこなっています。「素人でありつづけるための，プロとしての自覚」といっては大げさですが，どのSPも中途半端な構えではないことはたしかです。

SPが必要でなくなる日を夢みて

　SP演習でいちばん伝えたいのは，患者さんも家族も，そして医療者も一人ひとり違うということ。信頼は一度で決まるのではなく，積み重ねの過程であるということ。患者さんと医療者が話ができることが大切だということ。これらに気づくことが，医療者の一人ひとりのやりがいや手ごたえをさらに大きくし，プロとしてのプライドと責任をもって医療に当たってもらえると信じていること。そんな医療者に出会いたい，そんな医療者に手伝ってほしいと患者は思っています。

　なにかが少しずつ変わってきているのを感じます。実習での学生さんの目の輝き，教育者のナマの声，これらは「コミュニケーションがおもしろい，楽しい」と感じたときに起こっています。おもしろいと思うことができれば，患者さんとのコミュニケーションに対しても従来の目的志向以外に，「おつきあいの視点」がもてるのではないでしょうか。

　おつきあいは支え合いです。おたがいが違う場所に立っているからこそ支え合って「人」の文字になるように，立場が違うことでいっそう支え合うことができる。それが異文化のよさでもあると思います。「おたがいさま」の気持ちを大事に，小さなことにも「おかげさま」と喜ぶことができ

れば，きっと双方にとって気持ちのいい医療になるのではないかと思います。

　医療を専門としたい人に，喜んでその仕事を委託したいと思えるようなころには，おそらくSPという仕事は必要ないかもしれません。それが私たちの子どもの世代になるのか孫の世代になるのか，いまのSP活動の充実にかかっているような気がします。

7 ── 異文化体験とコミュニケーション

運命の出会い

　私がSP活動を始めた直接のきっかけは，イタリアで素人としてがんの患者さんへのボランティア組織運営にかかわって帰国後，たまたま参加した生命倫理の学会でフロアから発言したのを，COML（コムル）の辻本好子さんに目撃されたことです。いま思えば運命的な出会いであったと思います。

　ある医学部の3年か4年の学生さんが，自分は今日はじめて生命倫理という言葉を聞き参加してよかった，と発言なさったのに対し私は，「生命倫理を考えずして医学を学んだり教えたりできている事実に驚きと憤りを覚える」と，こわいもの知らずの発言をしたのでした。

　当時大阪のCOMLのSP活動はすでにおこなわれていましたが，東京でも同様なSP実習をおこないたい医療者と市民がおられ，組織をつくって活動すべく準備が始まっていました。その連絡役として動く人間をさがしておられた辻本さんから，やってみないかと声をかけられたのです。

　私自身それまでSPというものを知りませんでしたが，イタリア滞在中にミラノ日本人女性会の発足にかかわったり，過去には通訳派遣業や医学関係の会議事務局の仕事をし，ミラノのボランティア組織での見聞もあったので，私にできることならとお引き受けしました。COMLのSP活動の東京版ではなく，「東京の需要や文化にあわせた別個の組織で」ということでした。したがって，開始後6年を経た現在の東京SP研究会の活動内容や方向性が，COMLのSP活動と共通する点もあれば，違った色合いがあるのも当然だといえるでしょう。

私がSP活動を始めたのは偶然のようなものです。しかしいまとなっては，この活動をするためにそれまで雑多な経験をしてきたような気がします。そしてばらばらであった点を，SP活動という一つの円につないでくれたのが，私の場合は異文化の体験でした。私にとって，この異文化体験をはずしてはSP活動を語れません。また，東京SP研究会のSPには似たような異文化での医療体験をもつ方が少なからずおられるということも，SP活動をする市民の動機の一つとして無視できないものかもしれません。

医療への思い

　異文化での体験に限らず，たいていのSPの方はご本人か身近な家族が医療体験をしておられます。人生で大病や死に出会うのはそうたびたびはありませんので，印象が強烈に残ります。それをどんなかたちで引きずるかは人それぞれですが，自分の身に降りかかった出来事から出発して医療について関心をもつようになり，しだいに受け身の関心ではなく，自分になにかできることがあればやりたい，過去は過去として前向きに，という方がSPには多いようです。

　私もおそらくそのひとりだと思います。日本を離れるまでの私は，父をはじめとして身近な人を続けてがんで亡くし，さらに自分自身でも逃げることのできない現実をかかえることがあり，生きるとはどういうことなのか，発足したばかりの「生と死を考える会」に参加したり，本を読み自分なりに考えようとしていたところでした。

　企業の海外駐在員家族として5年あまりのイタリア滞在中に，自分も家族も医療を受ける体験をし，身近におつきあいをした現地の人々にも生と死の現実がいやおうなく訪れ，ともに喜ぶ日もあれば一緒に涙することもありました。

　ホスピスという考え方がまだ日本で一般になじんでいないころ，日本ではじめての末期医療専門雑誌『ターミナルケア』が三輪書店より創刊さ

れ，航空便で取り寄せました。医学・看護のみならず宗教や心理の立場から死にゆく人とその家族をどう支えるかなど，毎号取り組まれるテーマにふれるうちに，基本は「末期」に限らない，医療全体に共通していえることではないか，と感じるようになっていました。

イタリアでのボランティア体験

イタリア語を覚えてから，ミラノ国立がんセンター内のヨーロッパ緩和ケア協会事務局をボランティアとして3年近くお手伝いするなかで，ヨーロッパ緩和ケア協会会長である Ventafridda 教授が兼任するミラノを中心とした北イタリア独自の緩和ケア活動にも接してきました。医師，ナース，ボランティアによって編成されたチームが，がん患者さんと家族を支える活動です。患者を中央にすえ，家族とチームが手をつないで一つの輪になって支えるという理念が題目ではなく実際の活動で徹底して実践されていたように思います。

いかにその人を支えるかが大事であって，「がん告知」をするかどうかを「問題」にする発想がなく，告知の賛否に終始するような日本とはずいぶん違うし，アメリカのドライな感じともまったく異なるように思いました。苦痛を可能な限り取り除き，その人らしい生を最後の日まで支える，という緩和ケアの理念の前では，告知をしたからどうで，しなかったからどうという違いは，活動上あまりないというのです。むしろ「告知」の是非だけが取り沙汰されること自体が理解できない，という反応でした。

ちなみにイタリア語では，ケアもキュアも cura の一語で表現してしまいます。一般の日本人にとってファッションや芸術では一目おかれるイタリアですが，私にはこのような医療の考え方にも文化の成熟が感じられたものです。

恋，食，歌のお気楽なイメージのイタリアですが，年齢や職種を問わずプライドが高く自分の領域については妥協は許しません。日本人からすると，融通がきかない，サービスが悪いと思ったことも少なくありません

が，自分の言葉でプライドに満ちてまっすぐに向かってくるのですから，その迫力には圧倒されます。受け身の姿勢で働いたり学んだりするのは恥ずかしく感じられました。

「自分で選んだ道だから，やりがいを感じられるようにするのは自分の責任である」という厳しさが，ボランティアの人にも求められます。がんの患者さんや家族を支えるチームの一員として，ボランティアには任務の遂行・学習の継続がきびしく要求されると同時に，医療職からは対等な立場として敬意と感謝が払われていました。日本でありがちなボランティアという言葉の甘ったるい感覚やあいまいさは，仕事を任せる側にも，請け負う側にもまったくありません。

ボランティア養成講座の申し込み，試験，受講から修了までの出欠と受講態度，活動意志の確認，適性検査など何度もチェックの関門があり，活動を開始しても2週間に一度報告会への出席が義務づけられるなど，活動が自己満足に陥らないよう指導が続きます。それだからこそ医療職からも正当な期待を寄せられ敬意が払われ，ボランティアの立場からも対等に意見が言えるのだなと思いました。緩和ケア関係の学会では必ずボランティアのセッションがプログラムに設けられ，ボランティア組織の運営が，疼痛緩和の医学研究と同じくらい重要視されているのが印象的でした。

イタリアに流れる時間

そんな国で5年あまり，日本を外から眺めていました。職種に関係なく職業に対するプライドは大人として当然のことであり，それが働くという行為を支えるのだということを，ずいぶん新鮮に受け止めたものです。

日本とまったく違うと感じたもう一つは，休みを大事にすることでした。日曜日は一部の飲食店を除いて商店はすべて休業，町は静まりかえります。宗教的な理由の大きい日曜日以外に，夏はどんなお店も最低1か月の休みをとります。近所の八百屋さん夫婦は毎年3週間のアジア旅行に出かけるのを楽しみにしていました。なぜ休まないの？ 毎年この質問をい

くつかわしてきたでしょう。人影の消えた街に，日本の会社と連絡をとる日本人だけがオフィスに残っていました。よく稼ぐんだね，などと皮肉られたこともあります。

そのうち，3か月ほどの夏休みをもてあます子どもを連れて出かけた先で私は，なんとなく休みの意味がわかってきました。海でも人々は泳ぎません。山も登るわけではない。海辺や山の家で，ごろんとして読書かぼんやりしています。たえずなにかをしていないと手持ち無沙汰に思う日本人にとって，その途方もない空白の時間は，苦痛でもありました。いったいこの人たちは一日何をしているのだろう，こんなにぼーっとしていていいのだろうか。

最初は批判的に見ていた彼らの時間の過ごし方が，ひょっとしてこういうことなのか，と突然思い当たりました。まさにカルチャーショックでした。そのたっぷりした時間のなかで，自分は何をしたいのかというわば"哲学"をしているのではないのか，と思ったのです。

からだを休ませ，頭をゆったりさせ，こころを解き放っているのではないか。そうして「自分がなぜ生きるのか」「どのようにしたいのか」……自分と，あるいは大いなる誰かと問答するのかもしれません。夏の長い静止の後，秋から春にかけて彼らは猛烈に勉強と仕事に打ち込みます。十分に人生を吟味して取り組んでいるというと誉めすぎかもしれませんが，少なくとも私には1年をそのように区切りをつけて見なおし，仕切りなおして生きているように思えました。学年や年度が秋から始まるのも，これで納得できます。まさに心機一転して勉学と勤労の季節に突入するのでしょう。

私が実際に受けた医療では，まず握手と自己紹介から始まり，こちらの名前をしっかり覚えてくれます。また，午前は診療所，午後は往診という家庭医の存在には，本当に助けられました。検査専門機関に赴いて撮影してもらったレントゲンフィルムなどは自分で保管し，医療機関に過去のフィルムと一緒に持参して診てもらって，また持ちかえるというシステムで

は，自分のからだの情報は自分のものであるという当たり前のことに気づかされました。生命保険の証書や貯金通帳と同じだと考えれば，自分の手元にないほうがむしろ不思議な気もします。

　保険専門医と，自由診療を各自の都合にあわせて使い分けできるのも便利だと思いました。老人専門病院の最上階に新設された緩和ケア病棟では，口紅も鮮やかな美人の掃除婦さんとおしゃべりを楽しむ患者さんの姿が印象的でした。

　自分で考え自分で選び，それについて責任をもつ患者さんの存在。その患者さんをみんなで支えるシステム。人生の厳しさを知ったうえで，生きているいまを楽しむイタリアの人々との時間で，私は，異文化とつきあわなければ気づくこともなかった多くの宝を得たような気がします。

私たちのコミュニケーション文化を

　ただ，日本の文化が遅れているとは誰も思っていません。イタリアにはイタリアの，アメリカにはアメリカの，そして私たちには，れっきとした独自のコミュニケーション文化があります。たとえば茶の湯です。

　たった一服の茶をめぐる亭主と客のやりとりに，コミュニケーションで大事な点がすべて含まれているように思います。もてなしの心といただく心，その二つが出会うとき，かならず礼があらわされます。その場で両者から待ち望まれる瞬間が，なごみ。いざないと挨拶。こころのこもった言葉のやりとり。お茶を一口いただいたところで，「けっこうでございます」という意味の会釈を客が送り，それを受けてから亭主は次の点前に入る。

　すべての所作を，わざとらしくなく，おだやかなこころで自然におこなう茶の湯の美学です。洗練ゆえのなにげなさ。からだを低くしてにじり入る狭い空間で，一期一会をともに楽しむ。生けてある花も，掛けてある軸も，それをとおして亭主が客に語りかけています。

　日本の医療は日本という風土と文化に生きる人に向けておこなわれます。医療面接やコミュニケーション技法のなかに，茶の湯に代表されるよ

うな私たちの暮らしのなかで育んできた作法や礼を生かしていけないでしょうか。人と出会うときの挨拶を私たちはどのようにおこなっているのか、どのようにされると心地よいのか。その基準や基本は茶の湯に結晶しているのですが、べつに茶道を知らなくても、私たちは隣近所の人や友人と、おたがいが心地よいようにいつも暮らしのなかでこころがけているはずです。

　薬として入ってきた茶を、建築や書画、花、料理まで含めて「馳走する」という最高のもてなし表現に完成させた先人の知。これを拠り所として、暮らしのなかのこころづかいを私たちのコミュニケーション文化に生かしていく。

　異文化を体験して気づいたわずかなこと、日本の文化を見直してあらためて思ったこと、こんなことも立場をこえて一緒に話せる機会があればうれしいですね。季節の暦のなかで、手から手へと送り伝えられる文化。ここにいてよかった、と微笑みあえたらいいなと私は思っています。

ようこそSPの世界へ ❹

OSCE（オスキー）とSP

　OSCEとは，Objective Structured Clinical Examinationの頭文字をとったものです。日本語では「客観的臨床能力試験」と訳されています。この試験は，医学生や研修医の臨床能力（実技能力）を客観的に評価するものとして，1975年イギリスのHardenにより提唱され，その後北米を中心に広くおこなわれるようになりました。現在，カナダでは医師国家試験に取り入れられており，アメリカでも取り入れる方向で進んでいます。日本でも，2004年の国家試験からの取り入れが検討されているところです。

　OSCEでは，いくつかの小部屋（ステーションといわれます）に分かれて試験がおこなわれます。そこで試験される課題は基本的には医療面接と，診察（胸部，腹部，神経学的など），治療（消毒，包帯交換，縫合，蘇生など）の実技で，所定の時間内に受験者は出された課題にとりくみ，評価者がその場で評価していきます。多くの大学では模擬患者に対する医療面接は必須の課題とされており，日本では模擬患者も模擬患者用の評価表を用いて受験者を評価します。

　これは試験ですから，模擬患者にばらつきがありすぎては受験生は戸惑ってしまいますし，客観性への信頼も低くなります。そこで，模擬患者の言うことや態度などをある程度統一しておかなくてはなりません。このように統一された模擬患者を「標準模擬患者 Standardized Patient」といいます。

　東京SP研究会では1995年の厚生省による試行からOSCEのお手伝いをしており，2000年は首都圏を中心に17大学でお手伝いをしています。OSCEにあたっては，実施される大学の担当者の先生もまじえて，標準化のために何度も検討や練習を積み重ねて，当日に臨みます。

　ただ，OSCEでは一定の手順で医療面接ができれば合格となります。

そのため，とてもスムーズな面接で減点しようがないけれど，なんとなくすっきりしない，なんとなく信じられないというような感じを伝えることは困難です。同じようなことは通常の面接演習でもありますが，そのときには率直にフィードバックしたり，みんなで話し合ったりすることができます。OSCEではそうもいきません。優秀な医学生のことですから，How Toだけをとてもうまくこなして一件落着となってしまう危険も少なくありません。

　その意味で，「標準模擬患者によるOSCE」と「模擬患者による医療面接演習」とのあいだには方法や目的に違いがあり，SPはその違いのうえで自分の思いのバランスをとりながらこの活動をおこなっているのです。

[日下隼人]

IV

ケアの本質としてのコミュニケーション
———日下隼人

1……わかる／わからない

他人の気持ちはわからない？
　「共感」「患者の理解」「相手の身になって」「よいコミュニケーション」というような言葉が医療の世界ではあふれています。でも，他人の気持ちってそんなに簡単にわかるものなのでしょうか。
　私たちの日常の暮らしを振り返ってみると，なんだか相手の気持ちがわかった気になり，確かめてみるとやっぱりそうだったということも少なくありません。一方でずいぶん気を配っても「何を考えているんだか，さっぱりわからない」と嘆息したくなることもありますし，しょせん「他人は他人」と思わされることもいっぱいあります。
　「だから，よく話し合ってわかりあおう」と言いたいところですが，そう簡単にはいかないのが現実です。たしかに私たちは，なにはともあれ，まずは言葉を介してコミュニケーションをかわし，相手の気持ちをくみとろうとします。でも，本当に言葉とはそんなに信頼に足るものでしょうか。

言葉はずれる
　人間はこれまでの成長の過程で学んだ（＝手持ちになった）言葉のなかで考え，自分の考えをその手持ちの言葉を用いて伝えていくしかありません。自分の思いをあらわすために，いくつもある同じような言葉のなかからある一つの言葉を選び出します。その言葉にもいろいろな意味があるのですが，その人は，自分の思う意味をその言葉に託して，言葉を投げかけます。でも，自分の思いが言葉に入りきらない，言葉で表現しきれないと思わされることは少なくありませんし，こんな言葉で自分の思いが伝わるだろうかと不安になることもしばしばです。人のこころは手持ちの言葉の

世界より広いようなのです。

　それでも，手持ちの言葉でなんとか思いを伝えようとします。そのとき，こころの奥の奥では自分では意識することのできないさまざまな思いが揺れ動いているので，言葉を話す瞬間にその動きが言葉の意味を少しずらしてしまいます。そのずれる瞬間のところに，その人が息づくということもいえそうですし，言葉を決まった使い方から意図してずらしていくことに自由というものがあるのだ，という人もいます[1]。こうして，はじめからしっくりはしていない言葉が，さらに自分のこころとずれます。

　その人の言葉を受け止める私は，私がその言葉に抱いているいくつかの意味のうちの一つの意味を選んで理解しようとします。このとき，その人と私が同じ意味でその言葉を理解しているという保証はありません。というより，異なった人生を生きてきたどうしなのですから，いくばくかはずれざるをえないでしょう。先に述べたようなこころの動きは私にもあるわけですから，なお意味はずれていきます。もちろん，その人がその言葉を選んだときの思いや逡巡，言葉に乗りきらなかった思いは簡単には伝わりません。

　話した瞬間に，そのことで話した人のこころは，話す前と少し変化します。言葉を受け止める私の顔を見て，またこころは少し変化します。私も，その人の顔を見てまたこころが少し変化してしまいます。発せられた言葉はそのまま残っていますが，こころは少しずつその言葉とはずれたところに行ってしまいます。

　医療の場では，専門的な言葉について，専門家と素人とが同じ意味を共有しているわけではないという日常的・現実的な事情が加わります。胃潰瘍という言葉で医師が抱く概念と，素人のイメージは異なります。医師にとって教科書の何ページに整然と書かれている病気は，素人にとっては誰か知り合いの人がなった病気であったり，がんを隠すときに使う病名であったり，「変なばい菌」によるらしい病気であったりします。医療者にとって「脳腫瘍」と「頭の中のできもの」とは同じですが，素人にとっては

別のものです。聞いたこともない病名や検査の名前は、いくら説明されてもはじめての外国語と大差ありません。「頻回」「性状」「進行」などのような漢字熟語も、医療者の話す言葉をわかりにくくします。

これは医療に限ったことではありません。私は自動車の調子が悪いところの説明を聞いてもいつもなんとなくしかわかりませんし、法律用語の説明を聞いても「そうなのか」と思うしかありません。その言葉にまつわる法律的なもろもろの出来事などは思い浮かびません。専門家と素人とのコミュニケーションは、いつも異文化コミュニケーションなのです。

こうして、私たちはいくつものズレのなかで言葉をかわしています。

言葉をずらす

言葉には、また別の事情があります。

言葉はその意味どおりのものとして使われないことがしばしばあります。わざわざ自分の思いと逆の表現をすることもあります。贈り物をするときの「つまらないものですが……」とか、京都人のわかりにくさとして有名な「まあ、お茶漬けでも……」など、例をあげればきりがありません。

相手を傷つけないようにすることが人間関係の基本にあるこの国においては、人は誠実に一生懸命話している相手を傷つけないようということを優先します。医学的説明の内容がむずかしくてわからなくとも、その一つひとつにうなずき、「わかりました」と答えていくことになります。

この「わかりました」が、言葉が「理解できた」ということを意味していることはめったにありません。この「わかりました」は目の前の医療者に賭けてみようという決意表明の場合もあるでしょうし、「ともかくよろしくお願いします」の場合もあるでしょう。状況の重さと医療者の存在感に圧倒されて、そう言うしかなかったということも少なくないはずです。自分のいのちを左右するような「強者」に対しては、従順に従うことで庇護されることを期待しますので、相手の心情を害しそうなことは言わない

ようにし，相手の気に入りそうなことを言うようにした結果，そう言っているのかもしれません[2]。

　自己主張を強くしないことが美徳とされるこの国では，遠回しに自分の思いを伝えるようなことが大人の表現とされます。そして，その表現の奥の本音を察することが求められます[3]。自分の言いたいこと，自分の希望を自分の内に秘めて，言わないようにすることも少なくありません。そんな人でも，「言わないけれど，わかってほしい」とはずっと思いつづけています。微妙な言葉の真意を状況のなかで汲み取ることができて，はじめてつきあうに値する人と評価されます。病気の人も，そんなふうに私たちのことをつきあうに値する人間かどうか見ています。

　自然科学も言葉と意味がしっかり結びついていますから，自然科学として医学を学んできた人たちには，このような言葉の広がりや奥行きが理解しにくいというところがあるようです。

病気の人の事情

　それに，病気の人には，病気ゆえに言葉が聴き取れないという事情もあります。身体の不調を感じたときから，もうその人のこころはふだんの状態ではありません。医療者の説明を聞くころには，こころは乱れ，大揺れになっています。こころのなかでは大嵐が吹き荒れていますから，医療者の言葉のあるものはとても大きく聞こえますし，あるものは全然聞こえません。医師であっても，自分が病気になると，主治医からの説明を過不足なく理解することがなかなかできないのはそのためです。

　病気というような格別の事態では，病者自身が言葉を的確に話すことはできなくなっています。なにを話してよいのかもわかりません。医療者という強大な存在の前では，うかつなことが言えません。

　医療の場では，何重にも言葉が通じにくくなっています。

　実際の生活でも，他人の気持ちはよくわかることもあればさっぱりわからないこともあるのがふつうです。人間のこころは生まれたときからの周

囲の人とのかかわりをとおして身につけたものなのですから，誰の気持ちも多かれ少なかれ感じ取ることはできるでしょうが，自分とまったく同じ人生を送った人はいないのですから，自分と気持ちがぴったり合う他人というのもいません。

哲学者にとって「他人の気持ちがわかるか」ということは大問題であったようですが，けっきょくのところは，他人の気持ちはよくわかることもあればあまりわからないこともある，そして，他人の気持ちがそのままわかることなどありえないということです。このわからないということをきちんと踏まえることのほうが大切です[4]。

それでも，たとえば痛みならば，痛みの質はわからないが，痛がっているということは言葉や表情からわかります[5]。ふつうに暮らしている人はその意味で「わかる，わかる」と言ってきたようです。相手の人も，痛みの質をそのままわかってくれなくても「痛むという事実」をわかってほしかったのはないでしょうか。こころのひだのすみずみまでがぴったりわからなくとも，その人が病気になったことで「いま，つらい」という事実をわかることが，まず私たちに求められているのだと思います。

2……… 病い／物語

病いは自分の足元を揺るがせる

病気の人のこころは，大嵐が吹き荒れて大揺れになっています。

身体の不調（それを気づく場合も，自覚症状がないまま指摘される場合もあります）を感じたとき，そしてその不調に対してなんらかの働きかけ（治療）が必要であると言われたとき，最も人のこころを脅かすのは「これから自分はどうなるのだろう」ということではないでしょうか。それは肉体のことだけでなく，肉体によって支えられている自分の人生全体がどうなるのだろうということです。

病院のそびえ立つ建物，病気を抱えている多くの人たちや白衣を着た「恐ろしげな」他人との出会い，自分の行動が制限されるさまざまの病院の「きまり」，そういったものに「危機的事態」であることを思い知らされます。これまでどおりの生活は，とにもかくにも中断しなければなりません。これまでの生活はこのまま途絶えたままになってしまうのかもしれませんし，この後はずっと悪いことが続くのかもしれません。

　幸いもとの暮らしに戻っても，もとの生活，もとどおりの人間関係がそのまま続くとは限りません。病むという新たな事態のもとで，周囲の世界はこれまでとは違ったよそよそしいものに見えだします。時間の感覚も言葉の意味も違ってきます。他人の表情も町の物音も，意味をもつものすべての意味が変わってしまいます。自分の身体がよそよそしいものとなり，無力感に包まれます[6]。

　そのとき，これまで人が抱いてきた生活設計や将来計画の足元が揺らぎます。身体の不調，ひいては身体消滅の可能性の出現は，それまで人が抱いていた「自分はこんな人間だから，こんなふうに生きてきたのであり，生きているのだ」という自画像，「自分はこんな人間で，これだけの能力があるはずだから，こんなふうに生きたい。こんなことをしてみたい」という人生設計を崩し，自分についての思い（自画像）を揺さぶります。このような自画像のことを，「アイデンティティ」とか「自我」という言葉でいうこともできます。

　アイデンティティとは「自分はこのような人間であるという思い。だからこのように生きているという思い。これからの人生をこのように生きていきたいという希望と将来計画。それらが合わさった全体としての人生設計……自分についての，自分がつくった物語」です[7]。この物語とは，他人とのつきあいを通して，その人との関係のなかでそのつど自己が何者であるのかを確認し，他人の言動を見聞きすることをとおして自分の欲望を感じとってつくられてきた自分なりの世界観，自分なりの信念です[8]。

　この物語＝自我は，他人という，自分の思いどおりには動かすことので

きないモノなくしては書けないものなのですが，いつも他人に取り囲まれ，つねに新しい他人に出会うわけですから，いつも書き直していなければなりません。この作業が，ふだんどころでなく大きく揺さぶられ，きわめて困難になることが病いの本質であり，この不安定の増大が病いの危機の本態です。

過去の経験や他人の経験は，この危機には無力です。病いは，そのつど人生のはじめての危機的状況だからです。どんなに「死の準備」をこころがけていても，現実に具体的な病いがあらわれれば，アイデンティティは揺らがざるをえません。

自分についての物語の大改訂

これまで経験したことのない深刻な事態の出現は，自分についての物語の大改訂を必要とします。

自分がどうして，いまこの病気になったのかについて，自分を納得させられる説明をつくらなければなりません。苦しみつつあるいまの日々の自分のありようについて，これまでの人生を振り返り，なんらかの説明を探さなければなりません。予測される事態をいかに生き抜くかを，これまでの人生の流れをふまえて計画しなければなりません。この先の自分の人生がどのようなものになるのかという展望＝人生設計（人生設計の軌道修正）を思い描けなければ，いまの日々が生きられません。

病者は肉体的に苦しく，不安の只中で，自分をいくらかなりとも納得させられる当座の物語をつくるという仕事と，同時にこの病いをふまえてこれまでの人生を意味づけなおしながらこの先の人生設計の書き直しをおこなうという仕事の，相互に関連する二重の仕事＝物語の書き直しをしなければなりません。病状や検査値や治療が日々変わることも，それらについての説明が日々変わることも珍しいことではありませんし，いつまでも結論の出ないことや症状がしだいに悪化していくこともあります。書き直しは遅々として進まず，日々書きあらためねばならず，残りの一生のあいだ

書きあらためつづけるという場合も少なくないでしょう。

この物語には言語化されたものももちろん入るのですが，それは一部にすぎず，むしろ無意識の領域にとどまるものが大きな部分を占めているはずです。

アイデンティティ確保がすべてに優先する

人はいつも自分がいちばん大事でいつも自分を真ん中において考える，自己中心的なものです。岸田秀は，人の自己イメージはナルシスティックなものであると言います。ですから，アイデンティティを保つということは，絶えざる自己正当化・自己肯定の過程であり，自分が納得できる自分についての快い説明を手に入れることです。なにかしら自分に都合のよい，なにかしら自分が立派なよい人であると感じられる，つまりいまの自分のありようを肯定的に考えられる説明が得られなければ，人は生きられません[9]。

自分のアイデンティを確保することがすべてに優先します。病者が自己中心的なのは当たり前のことです。人はいつもカッコよくありたいものですし，よい思いがしたいのです。そのためならどんな苦労をも厭いません。

いま病気と闘う自分の姿に，苦しむ姿に，自分の考える自分らしさが保たれていると説明できなければ，耐えられません。人並みはずれたつらさに耐えることが，自分を意義ある人間と見なすために必要ならば，どんなことにでも耐えられます。

自分が納得できる「立派」な患者としての生き方を選びます。このような人間だからこそ，それにふさわしい丁重な処遇を受けたいと思います。自分がこのように扱われたいという処遇を受けられなければ，自分が人間として否定されたことになります。自分が考えていることを肯定してもらえなければ，自分の物語はいつまでたっても出来上がりません。これがその人のプライドです。

自分の現にある姿は，外見には苦しさや不安から「見苦しい」ものになっていようとも，それは自分の高貴さや深い思索のあらわれであると説明できなければなりません。自分を正当化し，自分をよい人と思うためには，ありとあらゆる自我防衛を駆使して自分を守るための論理をつくりますし，自分を守る生き方を選びます（他人からはその正反対に見えるとしても，です）。

　「屁理屈」「自己弁護」といえるかもしれませんが，人間が自分の人生に与えている意味自体すべてが，その程度のものです。どなったり，泣いたり，治療を拒んだり，医療者を責めたり，規則を破ったり，嘘をついたり。どのようなものであっても，病者の言葉や行動はその人にとっては，いまはそう言わずにはいられない，そうせずにはいられないものなのです。その人にとっては「しかじかのつもりがあって言ったことで，自分の人生観から言わざるをえなかったのだ」とか「人生観から当然のことをしたまでだ」というように，自分自身についての物語のなかで位置づけられ意味づけられるし（つじつまを合わせることができるし），そうする必要があるのです。

　自分らしさ＝アイデンティティを守るために，その時点，与えられた状況の下で考えうる「最善」のかたち，あるいはそうする以外にはどのようなものも思いつかないありようが，いまの姿なのです[10]。どんなに病いの苦痛にもがいているときにも，怒りや悲しみに取り乱しているときでも，そのことの根底には自分についての安定した物語にたどり着くための書き直しという必死の作業が続いています。

人文科学としての病い

　アイデンティティはもともと確固としたものではないわけですが，不安定なアイデンティティの安定をめざす作業が落ち着いてできる状況は人にとって好ましいものであり，病むということはその作業に手がつかなくなるような状況であるということができます。落ち着いて自分を納得させら

れる物語づくりに励める状況を,日常性ということができます。ですから,病いの対極にあるのは「健康」ではなく,事件が終了した結果にたどりつく,あるいは事件が続いていてもそれが常態となった「日常性」への復帰なのです[11]。

　病いの過程は,心身の不調のために「アイデンティティが動揺する＝自己正当化・自己肯定の物語が書きづらくなる」という危機に始まり,「アイデンティティ＝自分について自分が納得できる物語＝新たな人生設計づくり」の作業が自分なりのペースでできるそれなりの安定した状態を獲得することで終わります。

　病いを得た人は,自分の人生を見つめ,仕事や人間関係という社会のしがらみのなかで,病いを生き抜くしかありません。つまり人は,自然科学として分析されうる病気を得ることで,人文科学としての病いを生きていくのです。

3 ………医療者／味方

プライドを守ってくれる人

　自分についての安定した物語にたどり着くための書き直しという必死の作業をしている病者に必要なのは,自分の新たな物語づくり＝自己正当化の作業に専念していることを支持してくれる人です。

　自らが望むようなかたちで遇されること,病者のこころ＝病者のプライドが傷つかないように配慮されること。物語の揺らぎに身もだえする病者は,それだけでも支えられ,自分の物語を書き直すことが容易になるでしょう。その人が自分はこのように他人に遇されたいと思うような扱いを受けられないとき,それまでの人生の積み重ねが否定されたと感じ,病むこと自体で傷つけられたプライドが二重に傷つけられます。当然,書き直しは困難になります。

その人がこれまで選んで（選らばされて）生きてきた道，どんなにささいなことでもそのつど考えてきたことの一つひとつに，その人なりの深い思いがあり，その思いを尊重することが人としての誇り＝プライドを守ることです。日々の生活の場面場面で，自分の思いを話したり行動にあらわしたりすることが認められること，日々の千々に乱れる思いをそのまま受け止めてもらえること，その人が望むような扱いを他人から受けること。日常的なささいな場面（診察や検温の場面，注射や採血の場面，排泄の場面といったすべての場面）で，病者の自分がこのように扱われ遇されたいという思いを満たそうとしてくれる医療者に出会うことが，物語の書き直しを容易にします[12]。

「足台」としての医療者

　プライドが守られていると感じたとき，人は自分が見守られていると感じます。見守ってくれている人とは，病者が疲れたときにちょっと腰を下ろしたり背伸びするときに使える「足台」のようなものだと私は思います。

　足台は，物語を書き直すためにうろたえたり身もだえすることのできる，その人の「場」を支える柱にもなることもありそうです。必要な情報は提供しますし，必要な手当てはもちろんしますが，それ以上はよけいな手出しはせずにその人のプライドだけは守るようにすることで，その人の足台に私たちはなれるのではないでしょうか[13]。

　足台だけでは足らない場合があるのは確かです。生きる「場」を自ら用意するだけの力がいまは出ない人に，その場を私たちが用意し，直接支えることが必要な場合もあるでしょう。ときには，場があるだけではまだ不十分で，花芯を包む花びらのようにその場ごと病者を包み込みように支えるかかわりが必要な場合もあるでしょう[14]。

　とはいえ，このようなかかわりが必要なことは多くはないし，誰もができるわけでもありません。同時に何人もの人に対してできるわけでもあり

ません[15]）。しようと思ってするというよりは，見守っているだけのつもりが，つきあいのいきがかりで，気がついたら包み込んでしまっていたということのほうが多いのではないでしょうか[16]）。意図した包み込みは病者の生きる力をそいでしまうことのほうが多いのかもしれません。

どんなにつらいときも，「この病者はきっとひとりで歩き出せる」という私たちの信頼[17]），右往左往する病者に「いつもそばにいるよ」と言って本当にいてくれる人，いざとなったら絶対に頼れる，困ったときには必ずそばにいて支えてくれる，どうしようもなくなったら戻っていってよいと信じられる人がひとりでもいるという信頼があれば，人は自ら物語を書き出せることでしょう[18]）。

一言でいえば，それは病者に味方だと感じてもらえるということです。味方とは，最低限，アイデンティティ＝物語づくりの邪魔をしない人であり，しやすい環境を整えてくれる人のことです。病者から味方として認定された人がその病者にとっての医療者です[19]）。

先入観がなければ

「味方」というような言葉は医療にはなじまないでしょうか。

私たちはずいぶん長い間「客観的に冷静に見る」「先入観をもたない」「情に流されない」のがプロだという言葉にとらわれてきました。でも，その目は自然科学としての病気に対する態度として求められるものです。人文科学としての病いを生きる人に接する態度は少し違うのではないでしょうか。いまこの人は「痛いのだろう」「辛いだろう」「不安だろう」「せいいっぱい頑張っても，きっといまそうするしかないのだろう」という「先入観」で病者を見つめ理解していかなければ，物語の書き直しを見守ることはむずかしいのです[20]）。

この場合の「理解する」というのは，その人のありようをそのまま承認するということです。これ以上のことをわかろうと思っても，わかるものではありません。なにからなにまで病者のことがわからないと医療ができ

ないというのは，医療者がとらわれがちな強迫感です。他人のことなどわからないのが当たり前です。完全に「共感」できるなどということはありえないことです。わからないところが茫漠と広がっているからこそ，人とつきあっておもしろいのではないでしょうか[21]。

　このように受けとめるとしても，思い入れ過剰で，つらい人だと見過ぎて判断を誤ることはないと思います。病気になってぜんぜんつらくない人はいません。当初の少々の判断の誤りは，つきあいのなかでしだいに修正できます。つらい人だと見過ぎての誤りと，つらさを軽視しての誤りとでは，前者のほうがずっとましです。

　ただし，相手をつらい人だと思って見るということは，「つらい人」だからということでその人を祭り上げてみんなでかついで回るのとはまったく別のことですし，病気の人の「言いなりになる」「言動のすべてをそのまま承認する」ということとも別のことです。私たちの言動が病者の期待からはずれていれば私たちは足台になることができませんが，病者の期待がいつも正しいとは限りませんし，病者の期待が病者自身にもよくわかっていないこともあれば，病者の言葉とは違うところにあることもあるのですから。

　もしかしたら「客観的で冷静な目を」と言われるほうが私たちは楽なのかもしれません[22]。職業として他人の病いにかかわる私たちは，否応なく客観的で冷静な冷たい目をもってしまっています。そのことを，こうした言葉は慰めてくれます。病気の重さに十分な足台になれないことも慰めてくれます。でもそのことは，一方で私たちを楽にしてくれますが，他方で味方として接するという楽しさを得る機会を減らすことにもなっているのではないでしょうか。

技術や知識なしにこころは伝わらない

　医療技術や医学知識なしに，足台になることはできません。それは料理の素材のようなものです。味方である人は，劣悪な素材でつくった料理を

提供はしません。つねにできるだけよい素材を使おうとするはずです。どんなに凝った料理でも素材が悪ければとても対価を支払う気にはなりません。医療技術が未熟であったり，ケアする手が粗雑であったり，病気のことを質問しても答えられない人にこころを開こうとはだれもしません。

　苦痛や障害の訴えをきちんと受け止めてくれない人のことを味方だとは感じられないでしょう。なによりも，人間の身体についての専門的知識に支えられた情報と，的確な技術の提供による苦痛・障害の緩和は，物語の書き直しを容易にしてくれます。身体的な治療やケアをきちんとしてくれる人が，いざとなればそばに来てくれること，いつもは黙って見ていてくれることを実感できたとき，はじめてこころが少し開きます[23]。その意味で，つねに相手の人のプライドを守りながら，現在の医療の体系をきちんとおこなうことから私たちは出発しなければならないのですし，またそうするしかありません。

　どんな人でも，病むことで「不安」を抱え込みますし，「つらい」ものです。病いの過程で，病者が「依存」や「退行」を起こすのは必至ですし[24]，さまざまな自我防衛を発動するのも必至です。そのような知識がなければ病者の言動をやむをえないものとして肯定することはできませんし，いまが物語を書き直すための胎動の時期だと受け止めて見守ることもできないでしょう[25]。

　病者を叱ったり，本人の意に添わないアドバイスをおこなうこともありうることですが，味方である人は，当の病者のことを面と向かっても陰でも，悪しざまに攻撃するようなことはしないはずです。味方は味方なりの言い方をするはずですし[26]，病者はそのことを誰もが的確に感じとります。

　そのうえで，病者の「こうありたい」「こう生きたい」「このように遇してほしい」という思い（＝物語）に添うためには，標準的な医学の知識体系や技術体系を多少なりともどこか軌道修正し，マイナーチェンジをしていくことがそのつど必要になるはずです。人間のつくり出した医学は多く

の人間から一般的な事項を抽出したものですから，どんな人の人生も医療の体系や論理におさまりきらない広がりをもっています[27]。そのおさまりきらない広がりにその人のアイデンティティがあり，それを譲れないものとして支えていくとき，私たちは，そのつど，現在の医療をおこないながら現在の医療体系を少し踏み外し，いくらかなりともその枠をずらしたり組み替えたりしていかざるをえません。

　「うーん，本当言うとむずかしいんだけど，今回はよいことにしましょうか」というようなことを病者の思いにきちんと添えるようにおこなうためには，その前提として医療技術や医学知識が必要なことはいうまでもありません。この「踏み外し-ずらし-組み替え」は瞬間的なもので，すぐまた私たちは医療の体系に組み込まれてしまうのですが，私と病者が「踏み外し-ずらし-組み替え」るために触れ合うその瞬間こそが，私が病者を支える場なのです。

4……つきあい／ケア

話すことと聴くこと

　言葉をかわすことで通じるのは言葉の意味だけではありません。たくさんの言葉がかわされることをとおして，人は，言葉の意味によるのと同じくらい，もしかしたらそれ以上にその言葉が話されている雰囲気で事態を察したり，事実のポイントをつかんでいきます。非言語的コミュニケーションが言葉の裏打ちをします。病気の説明の細かいことはわからなくとも，話の雰囲気から，病気がどの程度のものであるのかを察知しようとします。誠実に一生懸命話しているといったふうに相手の人柄がよいものと感じられれば，そのことで相手を医療者として認めていきます。

　人は言葉の意味よりも，もっと広いものを，言葉の奥の人柄を聞いています。言葉は，なにかあいまいなものの風呂敷としての意味しかもたない

という人もいます[28]。伝わるのは，言葉ではなく，言葉を話す人間そのものなのです[29]。しかしそれは，言葉に込められた意味を懸命に伝えようとしてはじめて伝わることですから，言葉の軽さをこころに留めながら，言葉にこだわり，言葉で語りつづけるしかありません。包んでいる風呂敷がほころんでいれば，それだけで結びをほどこうとは思わなくなるのです。

でも，話しつづけていればなんとかなるわけではありません。それよりも相手の話を聴くことのほうがずっと大切です。

自分の話にひたすら耳を傾けてもらうとき，人は聞き手のこころが開かれている＝自分が受け容れられていると感じ，そこに信頼が生まれます。病者は，そのことを感じとります[30]。そのときに病者のこころは動き，おそるおそる言葉が生まれます[31]。ひたすら耳を傾けることが，言葉のズレを少しずつ埋めていきます。その先でしか，病者の語られていない言葉は聞こえてきません。

人は本当につらいことや大切なことは話さないのかもしれませんし，話せないのかもしれません[32]。「言葉にならない」「こころがまとまらない」ところにいちばん大切なのものが隠れていそうです。

こころはつきあいのなかで生まれる

病者のこころが動き，おそるおそる言葉が生まれると言いましたが，もしかしたら，言葉が生まれることでこころが動くのかもしれません。

病者のこころがもともとはっきりと存在していて，それを理解しようと考えること自体，相手の人間を分析する対象として考えてしまう悪い癖の延長線上にあります。人のこころは，はじめからしっかりまとまってあるものではないような気がします。

こころは，相手の人とのかかわりのなかで生まれてくるものであり，つきあいによって変わってきます。病者が医療者に思いのたけをぶちまけるとき，もともと言いたかった言葉を突然言い出したというより，言ってもよいと思えた相手に出会ったことで混沌とした思いが言葉に凝集してき

て，溢れ出してきていることのほうが多いのではないでしょうか[33]。思いがしばしば変わる（「言うことがころころ変わる」と悪く言われてしまう人もいます）のも，病いと医療者の刺にはさまれている病気の人にとっては，当然のことなのです。あるいは，つきあいがうまくいきだしたから，思いがころころ変えられるようになってきたのかもしれません。

　患者の思いを聞き出すつきあいがあるのではなく，思いが言葉に凝集するようなつきあいを重ねることが「足台になる」ことであり，「わかる」ということにつながっていくのだと私は思います。

　相手のことが「わかる」ということは私のことが「わかられる」ことと同時に進むことであり，相手の「こころを開く」ことは私の「こころを開く」ことと同時に進みます。自分が相手を受け入れられるようにこころを開くとき，その開かれた胸を見ることではじめて相手のこころが生まれてきます。私のこころのなにかがわかったと感じた人はそこに向かって思いをぶつけてきますし，そのとき，私も相手のことがなにかわかるという関係が展開します[34]。

　病者のこころのわかり方は，自分の病者とのつきあい方に対応しています。「悪い患者」と言われる人も，医療者の姿勢がつくり出していることが少なくないようです。相手が否定的に見えるときには，たいてい自分のほうにも拒絶的な態度（苦手意識）があるはずです。私たちが「悪い患者」とか「いやな患者」と感じるとき，私たちがそのような存在に追い込んでいるのかもしれません。自分自身のこころの構えへの目配りをしていなければ，こころを開くことはむずかしいようです[35]。

　メディカル・コミュニケーションの目的を信頼形成，情報収集，情報提供の三つに分ける人もいますが，信頼できない人に自分の情報を伝えたりしませんし，その人の提供する情報を信じることもできません。メディカル・コミュニケーションの目的は，「おたがいがこころを開くこと」と言いきってもよいと私は思っています。

楽しいつきあいこそ

　ひとりの病者はつねに他の人とは違う個人であり，そのつどその人にとって「はじめてで最後」の経験をしているわけですから，私も病者が物語を書き直すプロセスにおいて，それを見守り支えるというそのつど「はじめてで最後」の経験をすることになります。

　そのとき私の意志がどうであれ，私は，その人の物語を一緒に歩く登場人物にもならざるをえません。つまり，現につくり直されている物語は，私という医療者がいなければ別の物語になっているはずであり，私は私が否応なくかかわりをもった「その物語」の書き直しを支えているのです。

　結果として，私自身がこれまでにはない人生を歩きだすことによって自ら変わることになるかもしれません。だからといって，足台であることを「病者の苦悩を共有する」とか「自らの生きる意味を見つめる」というように思い詰めて考えることは私は好きではありません。他人の苦悩を共有しようという姿勢をもったとしても共有できるというものではありませんし，苦悩を共有しようと迫ってくる人にこころを開くことなんてできそうにありません。「自分の生きる意味」を見つめなくてもケアはできますし，それは後から気づくこともあるという程度のものでよいはずです。

　それよりは，病者の楽しいこと，うれしいことを一緒に楽しませてもらうというところから出発したいと私は思っています。仕事は楽しいほうがよいのですから，仕事の現場で楽しいことを探してみます。とても痛みが強くて苦しいとき，生死の境にあるときのように，楽しいことの探しにくいときもあるにはありますが，たいていの場合には，どんな状態の病者の生活にも何かしら楽しいこと，こころ和むことがあるはずです。その楽しさを見守ることでちょっとだけでも共有させてもらおうと思うほうがよさそうです。

　病者の楽しんでいることを，そばで一緒に楽しむ。病者と楽しく話せたら，そのときを楽しむ。自分がしたことで病者が喜んでくれたら，そのことを喜ぶ。病者の笑顔に微笑む。せっかく仕事をしていて，その病者と出

会ったのだから，なにか一つでもその人と一緒に笑える楽しいことを見つけようという気持ちで仕事をしたいし，その人といることが楽しくて，そして楽しい思い出をつくりたいと思います[36]。なにしろ登場人物になってしまったのですから。

　もともと，私たちが他人と共有できることは，それくらいしかないのではないでしょうか。「よく生きる」援助をするなどと言えるほど，私たちはひとりの人の生きることを価値づけるだけの能力をもってはいないし，それなのに押しつける資格などさらにもっていません[37]。

　楽しいことから始めるほうが，見守ることも続けられそうです。そうした思いから生まれてくるつきあいも，病者の苦悩をいくらかは軽くすることがあるはずですし，ときにはつきあいが深まって苦悩や悲しみを共有してしまうことがあるでしょう。病者は，自分がうれしいときに一緒に微笑んでくれない人に，自分の悲しみを共有してほしいとは思わないでしょう。

　求められるのは「すてきな笑顔」です。「苦悩の共有」や「自らの人生の深まり」「新たな人生を歩む」ことは意図してできることではないと思います。

技法は知っているのに

　恋愛をするとき，その二人はコミュニケーション技法を駆使しています。

　恋人と会うとき，私たちは時間を守ろうとします（それに，待たされてもけっこう気長く待てる人が多いようです）。相手の目を見つめながら話を聞きます。できるだけたくさんのことを話してもらおうとします。あいづちを打ったり共感的な言葉を返したりしますし，相手の話を要約しなおしたりします。相手の人がどんな思いでいるのか一生懸命考えようとします。どうすれば自分の考えていることがわかってもらえるか，いろいろな言い方を工夫します。自分の考えに同意してもらおうと努力します。もちろん相手

のプライドを傷つけないように，むしろくすぐるようなことを言います[38]。また，なにかの用事があって相当目上の人と会うときには，現在でもほとんどの人がかなり正しい敬語を使っていますし，身だしなみやお辞儀でも，まずまずの礼儀正しい態度をとっています。

　あらためてコミュニケーション技法の教育などといわなくても，ほとんどの人はいつのまにか身につけています。医療の場でしばしばその技法が使われていないのは，自分と相手との位置の取り方の問題なのだと思います。恋するときに言われる「惚れた弱み」という言葉がありますが，惚れた側＝コミュニケーションをとろうとする側は，相手をいつも見上げることで相手のことをわかろうとします。目上の人の前に立つということも，自分が相手の人の下に立つということです。上から見下ろしながら自分の思いを伝えるということはできませんし，相手の気持ちを推し量ることもできません。

　相手を支えるということは，その人の下に立って手を上に伸ばすことです。下に立つ＝understand ということは，相手の人のことがわかる（理解）ということに通じています。さまざまな医学知識や技術が，その考え方が，病者を「小さく」見せてしまうのかもしれませんが，見下ろした人とこころを通わせることは本当はできないはずですし，見下ろされた人のこころはどこかで痛み，見下ろしている人にはこころを開ききれないはずです[39]。

　いつもこころを相手の下において，相手を見上げようとするまなざしが，私たちのつきあいを生み出していくのです。病者を恋人だと思う必要はありませんし，恋人とは違うつきあいであるべきですが，こうしたふつうの暮らしの感覚を医療の場でももちつづけることが肝腎なのだと私は思っています。

あなたに会えてよかった

　足台から包み込むことまで，そのどれもが「ケア」という言葉で語るこ

とができると思います。だからこそ，ケアという言葉は多義的であり，ケア論はさまざまに語られてきたともいえます[40]。ケアという言葉を日本語に置き換えることはむずかしいといわれますが，私は「いたわり」とか「ねぎらい」という言葉がそれにあたるのではないかと考えています。

私たちはいつもいつも必死に「ケアする」と思いつめているわけではありませんし，いつも「ケアできた」と思えるわけでもありません。私たちのしていることがケアであるか否かを決めるのも病者です。病気の人に「あなたに会えてよかった」と思ってもらえたとき，それまでのつきあいがケアとして結晶したといえるのではないでしょうか[41]。

とすれば，こうしてみてきたコミュニケーションの過程はとりもなおさずケアの過程そのものだといってよいと思うのです。

注
1)「こころが言葉に入りきらない」「言葉からこころが漏れる」「言葉を話した瞬間，思いとずれていく」といったことを私たちは日常的に経験しており，「そんなものさ」と達観しているところがある。そして，このズレ，あるいはズレが生まれる動きのなかに，人間が息づく。ソシュール，バルト，クリスティヴァ，デリダなど多くの人たちの論じていることは，このあたりから始まっているように私には感じられる。
「私たちは，言葉が媒介する意味をみるのでなく，言葉のズレ，〈出来事〉とそれを表すために語られた言葉のあいだの果てしない乖離，断絶をこそ，見るべきなのではないか。」（岡真理『記憶／物語』岩波書店，2000年）。
2) だからこそ「わかりました」と答えた人がまったくわかっていない行動をしたり，何度も同じことを聞き返したりする。もっとも何度も聞き返すのは，何度も確認しないと納得できない場合もあるし，相手を代えて同じ質問をすることで情報を探ったり，仲よくしてくれそうな人を探している場合もある。いずれにしても，すんなり事態が進んでいるようなときこそ要注意である。
3) 多田道太郎『しぐさの日本文化』角川書店，1978年。尼ケ崎彬『日本語のレトリック』筑摩書房，1988年。
4)「他者の重みをしっかり捕らえること……。他者は自分の拡大形態ではないこと，それは自分とは異質な存在物であること。よって，他者を理解すること，他者によって理解されることは，本来絶望的に困難であることをしっかり認識すべきなのである」

（中島義道『〈対話〉のない社会』PHP 研究所，1997 年）。
5) 大森壮蔵はこの結論を「他者問題への訣別」という文のなかで述べている（『講座・現代社会学　他者・関係・コミュニケーション』岩波書店，1995 年）。
6) この様相は，得永幸子『病の存在論』地涌社，1984 年，E.J.キャッセル『癒し人のわざ』（大橋秀夫他訳）新曜社，1981 年に書かれている。岸本寛史は病者のいる世界を「異界」と表現する（『癌と心理療法』誠信書房，1999 年）。異界とはファンタジーの世界でもある（高辻玲子『魔法の世界の子どもたち』講談社，1993 年）。
7)「自己のアイデンティティとは，自分が何者であるかを，自分に語って聞かせる説話である」（R.D.レイン『自己と他者』志貴春彦他訳，みすず書房，1975 年）。
8)「われわれの自我は言わば他者からのたくさんの借り着の重ね着であり，欲望はすべて他者の欲望の模倣である」「わたしがわたしであることを，わたしの性質，考え，身分，地位，能力などがかくかくであることを，他の人がみとめてくれている……この支えが崩れればわたしのアイデンティティは一瞬にして瓦解する」（岸田秀『幻想の未来』河出書房新社，1985 年）。

「あらゆるアイデンティティは，他者との関係の中で，そのつど・あらたに現実化される。補完項としての他者をもたないアイデンティティは存在しない」（赤坂憲雄『異人論序説』砂小屋書房，1985 年）。
9)「人間は，常に自分を正当化する存在なんです。……そのジャスティフィケーションが自我ですよね」（岸田秀・伊丹十三『哺育器の中の大人』朝日出版社，1978 年）。

「自己正当化以外の物語は作れない。……（そうしないと）自我が保てない」（岸田秀『嫉妬の時代』飛鳥新社，1987 年）。
10) 人は，起きてしまったことはけっきょくこれでよかったのだと納得し，自分にないものはないからこそよかったのだと納得する。どのようなことにもなにかしらよい部分はあり，その部分を見て人は自分が納得できる物語を書く。死ぬ病いであることを告げられれば，病気のために得たものは，告げてもらったからだと納得する。それでよかったと思わなければ残りの人生がつらすぎる。知らされなければ，そこに周囲の人の優しさを見るようにして納得する。周囲の人を恨みつづける人は，そうすることで自分がまだいちばん安定するからそうしていく。いつも人は「やせ我慢」し，「屁理屈でカッコつけ」していくしかないのである。人の「弱さ」を大切にしたいと思う。「死を前にした生の輝き」を多くの人が書いているからといって，誰もが輝いた生を経験しているとは限らない。輝いた人だからそれを書いたのかもしれないし，書くことで輝いたのかもしれない。輝いてほしいと思ってしまう私たちの心が，過度に輝きを見てしまっているかもしれない。「死を前にした生の輝き」がないまま逝った人のことを見失わないようにしたいし，その価値は輝いた生と何も違わないということを忘れないようにしたい。

　近年，死についてのさまざまな言葉が，氾濫といいたくなるほど語られている。どのように死を受容しているものであっても，それは「やせ我慢」であり「カッコつけ」であると思う。「本当は死にたくない」というところから始まらない死について

の論を私は好きになれない。そもそも、氾濫する言葉こそが死を抽象的なものとし、平板で希薄なものとしている可能性のほうが高い。「死の教育」を語ることは、教育とは何かという問いを欠落させたまま、死についてすら教育できるという傲慢さを伝えていると思う。「人の死という事実が死という観念と取り替えられ」「絶対的他者である死者が死という観念へと手なづけられ」ることを指摘する酒井直樹は、中桐雅夫の詩の一節「死について人に語るな/煙のごとく消えさる/言葉を語るな」を引用している（『日本思想という問題』岩波書店、1997年）。中桐の言葉を耳に残しながら、死についての言説を聞くようにしたい。

11) 病いの対極を健康として、健康を定義づけることにはあまり意味がないと私は思っている。富永茂樹は社会統制の概念としての健康について述べている（『健康論序説』河出書房新社、1977年）。

12) 生理的欲求を満たすときにも、安全性の欲求を満たすときにも、それが自己実現の欲求を満たすことと同時におこなわれなければ、病者は満たされない。「痛いのを取るのだから、我慢して」と、本人のいやがる処置を有無をいわさずおこなってしまえば、病者のプライドは大きく傷つけられる。マズローの言うように、生理的欲求→安全性の欲求→……と段階を踏んで、その先にはじめて自己実現の欲求が出現してくるというものではない。

13) 「他者を……自己が制御しないことに積極的な価値を認める、あるいは私たちの価値によって測ることをしないことに積極的な価値を認める、そのような部分が私たちにあると思う」（立岩真也『私的所有論』勁草書房、1997年）。

14) ここでは、ウイニコットのホールディング、ビオンのコンテイナーの概念を借りている。

　　D. W. ウイニコット『抱えることと解釈』北山修監訳、岩崎学術出版社、1989年。
　　松木邦裕『対象関係論を学ぶ』岩崎学術出版社、1996年。

15) 「見守る」という言葉にはある種の余裕があることは確かである。病者よりも医学知識をもち、病気の人に職業的にかかわり、自らは健康体であることに、医療者には避けがたく余裕がつきまとう。見守るということは、病者の横で病者を見守り、その人の言葉や行動をその人のこころのうごめきから出てくる避けがたいものとして肯定的に受け止め、そこにその人の思いを見、一つひとつに対してその人を支えようとしていくことである。そのことは医療者の"余裕"がなければ不可能である。

　医療者は患者のサーバントであると同時に患者に対して圧倒的な強者であるというアンビバレントな存在である。そのところにとどまりつづけ、強者として相手を受け止め受容する"ゆとり"に支えられたサーバントとしての意識を、医療の基本としてもちつづけることが大切であると思う。「医療者と患者は対等である」という言葉は、病者が医療者を評価するときに、あるいは医療者に人間としての顔を求めるときに用いる言葉ではあっても、医療者が勝手に思い込んで、病者より先に言う筋のものではない。

　「わたしもあなたも同じ『人間』であるという言いかたは、〈わたし〉が一定の差別

(逆差別も含めて)のうえにはじめて成り立つ存在にすぎないことをかえって覆い隠してしまう」(鷲田清一『じぶん・この不思議な存在』講談社,1996年)。

16) M.メイヤロフは「他の人々をケアすることをとおして,他の人々に役立つことによって,その人は自身の生の真の意味を生きているのである」「相手の成長を助けること,そのことによって私は自分自身を実現するのである」と言う(『ケアの本質』田村真他訳,ゆみる出版,1989年)。

　包み込むかかわりは,「人間の実存をかけた相互的行為である」とか「間主観的なかかわり」というような形容があてはまるだろうし,そこでは,自分の生きる意味が厳しく問われ,生きることの実感が得られることも少なくないだろう。だが,このようなかかわりは,私たちの職業的義務の範囲は超えているし,つねに正しいものとは限らない。このようなかかわりでは,自分の生きがい意識の過剰や相手への過干渉の危険もはらまれる。医療者もまた自分の人生の意味づけをいつも最優先にしている存在である限り,そのような実感が相手の生きる意味を侵害した結果得られている可能性もあることを忘れるべきではない。

17)「自分を全面的に受けいれてかなしんでくれる存在をもつということは,私たちをなんと安心させてくれることだろう。そのような落ちつきを手にいれたとき,私たちはそれだけでもうすでに自らの力で一歩前進することを準備する元気をあたえられたようになるようだ」(有馬道子『心のかたち・文化のかたち』勁草書房,1990年)。

「医師は……ただ同じ人間の条件にある仲間としてそっと見守ってあげることしかできない……。そういう態度をとる人間が周囲にいるだけで,病める人は『愛』というものを発見する」(神谷美恵子『こころの旅』日本評論社,1974年)。

「目の前の患者について愛とよべる関心を抱き続ける医者のあり方そのものが患者に対して勇気を沸きあがらせてくれるかもしれない」(吉松和哉『医者と患者』岩波書店,1987年)。

「(じぶんをかたちづくっている)物語はそれが物語であることを忘れることによって,はじめてじゅうぶんに機能する……。そのためには,同じこの物語を共有してくれるひとがいなくてはならない」(鷲田清一『じぶん・この不思議な存在』前掲)。

M.エンデの描くモモもじっとそばにいつづけることで,人に勇気を起こさせた(『モモ』大島かおり訳,岩波書店,1976年)。

18)「人はだれしも自らを意味付け価値付けてくれる『まなざし』を持つ他者を,常に積極的に求めている」(梶田叡一『意識としての自己』金子書房,1998年)。

「その人の〈あるべき姿〉ではなく,〈日常の・ありのままの姿〉を肯定的に認めて,その中でその人らしい生き方ができるように助力することです。望ましいあり方の基準は相手の中にあります」(斎藤有紀子「『とき』を提供する」森岡正博編『「ささえあい」の人間学』法蔵館,1994年)。

このような姿勢はカウンセリング的姿勢ということもできる。安易にカウンセリングを「やってみる」ようなことは危険なことでしかないと思うが,カウンセリング的な構えをもちつづけることは大切である。

H.ペプロウは「看護婦のがわの無条件の関心と受容は，観察の本質的要素の一部分であり，看護婦にとって患者の理解と彼の成長を促すための基盤となるのである」という（『人間関係の看護論』医学書院，1973年）。病者のアイデンティティを支えるという視点から多くの看護論を読むと，そこに病者のアイデンティティを支えようとして見つめている著者のまなざしを感じることができる。これから医の世界に入る人々に伝えたいのは，論の体系よりも，文字の後ろに見え隠れする，その体系をつくり上げるに至るまでの著者の病者へ向けた熱い思いである。

19) 中岡成文は村田久行の「援助者があって援助があるのではなく，援助があって援助者がある」という言葉を紹介している（『私と出会うための西田幾太郎』出窓社，1999年）。

　医療者であることが自動的に援助者の資格をもっていることにはならないし，医療者のおこなうことは即援助であるということにもならない。そのことを勘違いして，医療者に従わない病者を非難したり，医療者が援助強迫症にとらわれて独走してしまうことも見聞きする。

　「ぎらぎらした目をして迫ってくる男性は嫌い」と作家の中山千夏は言ったが，「援助しよう」と迫ってくる人をみると，かえって遠慮したくなることもありそうだ。全人的に「なんでも見てやろう」とする人に対しては，人は自分のいちばん大切なところは見せないように必死に隠すだろう。その必死に隠すものがアイデンティティの核であり，人はその必死で隠したもののなかで密やかに生きていく。

　「全人的な理解」「全人的医療」という言葉にしても，そこには，人格までも観察対象・操作対象として語ってしまう傲慢さ，医療者には人間のことがすべて見通せるかのような傲慢さが潜んでいる気がする。他人に人格全体を理解されたり，いじられたりして快い人間はいないし，「あなたのことはなんでもわかります」と言われて楽しい人はいないはずである。

20) 先入観というと否定的にとらえられがちであるが，いかなる先入観もなしに他人を見ることは誰にもできない。私は，自分がすでにとらわれている視点から相手の人の一断面をみているにすぎない。相手の人がどのような断面を私に見せるかは，私とその人とのかかわりに規定される。客観的な見方というのもそのような姿勢を選んだ人の見方＝主観的な見方にすぎず，客観的な患者というのはどこにも存在しない。エスノメソドロジーは，客観的というような言葉に社会的規範が入り込んでいることを見る（山田富秋他『排除と差別のエスノメソドロジー』新曜社，1991年）。

　「視点以前に存在はない」（立川健二・山田広昭『現代言語論』新曜社，1990年）。

　「『見え』とは，ある構えをもった主体がそのとき対象からくみ出した意味，あるいは対象に与えた意味にほかならない」（尼ヶ崎彬『ことばと身体』勁草書房，1990年）。

　「先入観なく人を見よ」という言葉は「悪意の先入観なく人を見よ」「医学的な予断は避けよ」という意味で言われていると考えるべきである。問題はどのような先入観＝相手への思い入れを抱くかということであり，援助者であるということは味方であ

るために必要な先入観を選び取るということである。「相手の身になりきる」ことはできないのだから，このような先入観を抱いて少しずつ医療者が病者のこころに接近することが「相手の身になる」ということの内実である。

　「人の発言を理解しようとするときには，その人の言っていること，考えていることは，基本的に正しいとせよ，という原則です。それはまた，人の考えを好意的に受け取れということでもあるので，私は『好意の原則』と訳すことにしています」と，冨田恭彦はデイヴィドソンのプリンシプル・オブ・チャリティを紹介している（『哲学の最前線』講談社，1998年）。

　カルテ開示にともない，病者についての否定的評価については，その評価の根拠となる事実をそのまま記載することが望ましいとされる。そのことを，病者を否定的なステレオタイプにあてはめて納得してしまうことの回避へとつなげることができれば，ケアの深まりが期待できる。

21)「共感的」とか「共感できた」というような言葉を私はなるべく使わないようにしている。

　「他者はいつも『理解』では到達出来ない『過剰さ』を持っている」「他者に『理解』されない場所をもつことによって，『私』は『私』でありはじめる」「『わからない』のが当然と考えるならば，私たちはずっと多くの場合『いっしょにいること』ができる」（奥村隆『他者といる技法』日本評論社，1998年）。

　「他者の現在を思いやること，それは分からないから思いやるんであって，理解できるから思いやるのではない」（鷲田清一『「聴く」ことの哲学』TBSブリタニカ，1999年）。

　「相手の身になって感じたり考えたりしてあげることが究極的には不可能であるという認識は，まさに，私が他者に向かって手を差し伸べることを止めないから，他者に向かって開かれていることことを止めないからこそ，得られるのである」（酒井直樹『死産される日本語・日本人』新曜社，1996年）。

　「他人を理解することの絶望的な困難さを知らない点では怠惰だと思うが，……他人の傷みはわからないが同情するという可能性を見ようとしない点では狭量だ」（中島義道『哲学の教科書』講談社，1995年）。

22) 私たちは，主観と客観とのはざまで引き裂かれた悲惨な生き方をしているのではなく，客観と主観の折り合いをつけることを日常的にしている。お金がこれだけしかないけれど，その枠の中で工夫しておいしいものをつくり豪華そうに盛りつける，というようなことを私たちは日々おこなっている。『看護覚え書』にはナイチンゲールのこうした思いが結晶している。

23)「生徒の身体症状に対処するように係っていくことが，結果的に悩める生徒にとっての数少ないオアシスを確保する事になる」（好井裕明他編『会話分析への招待』世界思想社，1999年）。

24) 病者にとって「依存」や「退行」は必至であり，そのことは非難されるべきものではない。コフートは，依存を人間の本性として健康なことと肯定的にとらえている。

病者を，十分な理解力と冷静な判断力をもち，自らのことを責任もって自己決定できる人間であると前提しての議論はむしろ現実の医療の問題点を隠蔽する役割を果たしている（岸田秀は，もともと日本人は自立していないと言う）。そのような「フィクション」を前提として人間のことを語ることは必要なのだが，そのようなものとして直接的に相手にかかわることは，より病者を追い詰めることになりかねない。

　コフートについては，丸田俊彦『コフート理論とその周辺』岩崎学術出版社，1992年，和田秀樹『自己愛の構造』講談社，1999年。

25) 人間の精神的危機において働く防衛機制についての知識は必須である。抵抗や否認の過程はむしろ物語の再構築に必要なものであるともいえる。また，医療者と患者とのこだわりにおける「転移」「逆転移」（それぞれに陽性と陰性がある）についての知識もぜひとも必要である。これらがないために，病者の言動が誤って理解され不当に非難されたり，医療者から見離されることを見ることも稀ではない。無意識は人のこころの闇であり，闇は病みに通じる。病みへの共感は闇への共感なのである。

　A.フロイト『自我と防衛』外林大作訳，誠信書房，1958年。フロム・ライヒマン『積極的心理療法』阪本健二訳，誠信書房，1964年。

　また逆に，疾患の症状の一部であったり薬剤の副作用を呈している人が，医療者にその認識が欠けていたために精神療法を受けてしまうこともある。

26) しばしば「医の倫理」が極限的な場面の問題として語られるが，倫理とはもっと日常的なことであると思う。サービス業にはサービスを提供する側の人間に求められる態度がある。顧客に対して，報酬を受ける側が支配的であるという関係はおかしいという当たり前の感覚から出発したい。報酬を受ける側がそのことで顧客に対して守るべきことは，最低限顧客に不愉快な思いをさせないということであり，顧客の身になるということである。それは「倫理」というより「仁義」である。医療のサービスはマクドナルドのサービスより高度だということは確かだが，そのことをもってマクドナルドのサービスが不要であるということは正当化されない。「笑顔０円」という姿勢をもたずに，マクドナルド以上のサービスはできない。

　専門的な知識や技術をもつことで診療を委任されているプロフェッショナルとして，病者を叱ったら負け，病者に謝らせてしまったら負け，説明がわかってもらえなかったら負け，笑顔を保てなくなったら負け，忍耐できなかったら負け，患者のことを悪く言ったら負け，見下ろしたら負けというように私は考えている（「負け」は「恥」と読みかえてもよい）。こうしたささやかな日常的な倫理 (daily ethics) の積み重ねが医の倫理の中味となるはずである。〈私〉に還元できない他者との関係そのものが倫理であると言う人さえいるのだから（熊野純彦『レヴィナス入門』筑摩書房，1999年）。

27) このおさまりきらないものに足場を置くことは，「逸脱」という範疇に病者をとじこめないということでもある。「逸脱」「レイベリング」などについては，以下。

　P. L.バーガー&T.ルックマン『日常世界の構成』山口節郎訳，新曜社，1977年。
　A.ゴフマン『スティグマの社会学』，石黒毅訳，せりか書房，1980年。

大村英昭『非行の社会学』世界思想社、1980年。

28)　佐々木孝次『蠱物としての言葉』有斐閣、1989年。

29)　「回路の上に乗せるべき言葉が何もなくとも、コミュニケーションは成立し得る」（滝浦真人『お喋りなことば』小学館、2000年）。

30)　「患者とは、もっとも敏く耳を澄ませている人、と呼んでよいだろうし、……『君は誰?』と常に問われているのだと言えるだろう」（竹内敏晴『癒える力』晶文社、1999年）。

31)　「ことばが《注意》をもって聴き取られることが必要なのではない。《注意》をもって聴く耳があって、はじめてことばが生まれるのである」「言葉は、聴く人の『祈り』そのものであるような耳を俟ってはじめて、ぽろりとこぼれ落ちるように生まれるのである」（鷲田清一『「聴く」ことの哲学』前掲）。

32)　「沈黙の背後には本人さえも分節することの困難な苦痛・苦難があるかもしれない」（大川正彦『正義』岩波書店、1999年）。
　　「苦しみの中にある時、ひとは……言葉を喪っていく」（鷲田清一『「聴く」ことの哲学』前掲）。
　　「沈黙が唯一の反論の手段だということさえ、そう稀ではない」（得永幸子『病いの存在論』前掲）。
　　「実際われわれはことばではなく、沈黙のリズムを通して他者を理解するのである」（栗原彬『管理社会と民衆理性』新曜社、1992年）。

33)　「本音なるものは、真実を告げるという言語的な行為によって、初めてその時点で形成される」（小浜逸郎『癒しとしての死の哲学』王国社、1996年）。
　　「コミュニケーションそのものの内部においてはじめて意味が発生するということ、つまり意味創造の場としてのコミュニケーション」（水谷正彦「伝達・対話・会話」谷泰編『コミュニケーションの自然誌』新曜社、1997年）。

34)　つまり「患者とはこういうものだ。だからこういう援助が必要だ」という分析的知が必要ないということはないのだが、その知の枠内にとどまりつづけていては、病者と出会う機会は狭められていく。

35)　医療者、特に医師は「正義の使者」のように患者や他の医療者にふるまいがちであり、本人もそう信じ込んでいる節もある。だが鶴見俊輔は「正義は、はた迷惑だ」（『日本人のこころ』岩波書店、1997年）と言い、石原吉郎は「何びとも自分自身が正しいと思いはじめたときが、その人の堕落の始まりであると思います」と言う（『海をながれる河』同時代社、2000年）。
　　コミュニケーションとしても「専門家のもっている情報……が将来にわたって正しいものであるとされ続ける保証はない」という謙虚な認識が専門家に必要であると吉川肇子は言う（『リスク・コミュニケーション』福村出版、1999年）。

36)　楽しい話といっても自分のことばかり話していてよいというものでもない（話すことがあってもよいが）。自己開示的コミュニケーションよりも自己関与的コミュニケーションのほうが信頼性が増すという（諸井克英他『親しさが伝わるコミュニケーシ

ョン』金子書房，1999 年)。

　非伝達モデルとしての会話モデルについて，水谷雅彦は「ファティック・コミュニオン（言語交際・交話）のようなコミュニケーションこそが人類の言語活動にとってより本源的な形態なのであって，言語を志向の表現の手段としてみることは，『そのもっとも派生的な専門化した機能の一つをみる一面的な見解たるをまぬがれない（マリノウスキー）』」という（「伝達・対話・会話」前掲）。病者との楽しい会話がケアになるということと，つながっている。

37) 永井均は，道徳について「『よく生きることヤテ，そらナンボのもんや？』それを論駁できる何ものも道徳の側にはない」と倫理について述べている（『ルサンチマンの哲学』河出書房新社，1997 年）。

　これは QOL というようなことについてもあてはまるだろう。「どうしてあなたが私の生きることの質を評価したり，生き方を指示したりできるの？」という問いに答えられる何ものも私たちはもっていないのである。

38) 立川健二『誘惑論』新曜社，1991 年。

　ロラン・バルト『恋愛のディスクール・断章』三好郁朗訳，みすず書房，1980 年。

39) 誰もが「必死に，いい患者を演じているわたしが，いまここにいるわ。そうしていないと，……見捨てられるのじゃないか，嫌われるんじゃないかっていう……絶え間ないストレス」のなかを生き（落合恵子「逝ってしまった女友だちへの手紙」河合隼雄・鶴見俊輔『倫理と道徳』岩波書店，1997 年)，しばしば「援助者が援助し得たと判断して出て行ったあとに，患者は元のままの不安や嘆きに加えて，援助者によって投げかけられた『問題』をも背負わされたまま取り残される」（得永幸子『病いの存在論』前掲）のだが，そのようなことも見えなくなってしまう。

40) 「ケア」と「キュア」と対比して語られることが多いが，キュアはケアの一部である。したがって，ここではケアとは，すべての医療者がおこなうものとして考えている。

41) 「安心感・信頼感などコミュニケーションの中で培われていくものが，ささえの実感の拠りどころ」（斎藤有紀子「『とき』を提供する」森岡正博編『「ささえあい」の人間学』前掲）。

ようこそSPの世界へ ❺

SP演習は刷り込み現象

　北里大学医学部では，4年生の終わりの2週間，「臨床実習入門」というコースがある。5年生からの病棟でのクリニカルクラークシップに備えるものである。「SPとの医療面接」には丸1日を当てているが，学生へのインパクトは大きい。学生の印象は「はじめてのすごい体験」「医学部に入ってはじめて考えた」というものが多い。

　昨年度はたまたま，「医療不信の現状」をテーマに取材中の新聞記者が「医療面接」の授業を見学にきて，「患者のこころを傷つけない医療教育」「模擬問診で，患者の痛みを学ぶ」という見出しで記事を書いてくれた。新聞社に「医療の言葉に傷ついた」というような投書がくれば，その点のみが強調されて記事になることが多い。「思いのほか，医師の卵たちの真剣なまなざしがあった」というこの記事は，われわれの医学教育をきわめて好意的に書いてくれたように感じられた。

　こういった評価を受け，あらためてSP演習の重要さを考えさせられる。たしかにSP演習に参加している学生たちの真剣な顔つきに希望が見られるのはたのもしい。だが，何年かあとに彼らが医師として活躍しはじめたころに，医学部4年生のこの授業がどれだけの意味をもつかを考えるとまったく自信がない。

　我々の大学でのSP演習は今年で4年目なので，その第1回生はいま，医師として2年目をむかえている。内科のローテーションで神経内科をまわってくる彼らと午前7時30分から30分間患者さんを診るようにしているが，それをするエネルギーは，「内科医になる全員が神経疾患を診察できるようになってほしい」ということに加え，「神経内科をまわることによって患者さんのこころも診られるようになってほしい」という強い願いから生じているものである。当初は，「なるべく神経内科に入ってほしい」という打算的な考えがないわけではなかったが，あるときひとりの若

い医師が,「そういえば4年生のときにSP演習ってありましたね」といってくれたときは,それだけでうれしかった。

　教育は刷り込みであるといわれる。刷り込みとは,生後間もない期間に目にした動物や物体が雛に固定的に認識され,以後それを見ると機械的に反応することといわれている。SP演習は,教室の中だけで学んできた学生たちが医者の卵として社会を目にする最初の機会である。東京SP研究会のボランティアの方々は,学生たちにとってはじめて見る不思議な動物に映ったにちがいない。それでもなにか新鮮な刷り込み現象が起こっていたようである。

［坂井文彦：北里大学医学部内科］

付章

対談
異文化としての医療
素人が模擬患者になるとき

――松原洋子
お茶の水女子大学/科学史
――佐伯晴子

●

本対談は『現代思想』2000年9月号(Vol. 28 No. 10, 青土社)の170-181頁を転載したものです。

■模擬患者とは何か

松原 佐伯さんは東京SP研究会という市民グループで、「素人」という立場から医学教育に関わっておられます。どんな活動をなさっているんでしょうか。

佐伯 SP（Simulated Patient）というのは、日本語で言うと「模擬患者」のことで、その養成と利用に関する活動をしています。

この方法は欧米ではかなり前から採られていました。手が震えるとか、片足を引きずるとか、そういう患者さんの症状を再現して、それがどういう病気なのか診断をつける、診断能力の向上に寄与するという目的で、最初は神経内科のために開発されたシステムでした。それが徐々に、症状だけでなく、患者さんと医療者のやり取りに焦点を当てた活動もなされてきました。日本で始めたのは7、8年前です。大阪の市民グループがあって、そこの辻本好子さんが中川米造さんらとアメリカに視察に行かれて、SPを見て刺激を受けて戻り、賛同する市民を募ってトレーニングを始めました。

私たちが東京SP研究会という名前を持って活動するようになったのは95年です。94年の秋に大阪の活動が朝日新聞に載ったのですが、反響がすごかったんです。自分もやってみたいという関東圏の読者百数十人の問い合わせがあって、東京にも作りましょうということで、設立しました。

模擬患者として、患者さんのどの部分を「模擬」するかということですが、やっている内容は、症状の体の上での再現というよりも、コミュニケーションです。患者と呼ばれる立場になると、お医者さんをはじめ、看護婦さん、薬剤師さん、栄養士さん、養護の先生といろいろな人と関わりますが、もうちょっとお互いよく話が通じるようにならないものか。あるいはこうしたらもっと通じるかもしれないという、気づきのための材料になっているという感じです。

松原 例えば外来の問診という場面を設定して、SPの人が相手をしてあげるということですか。

佐伯 そうですね。具体的には医学部などの医療面接の実習に協力しています。たとえばお腹が痛いとかいろいろな症状がありますよね。救急車で運ばれた場合は話をする余裕がないので、そういう設定はないけれども、ある症状を持った患者さんが自分の希望を持って医療者と話をするという設定です。ちょっと具合が悪いので病院に行って、「どうぞ」と病室に招かれて、「今日はどうなさいましたか」「じつはこれこれで」という具合です。医療者側がある時間でだいたいの症状を聞き取って、たとえば検査をしましょうということになる。そこで模擬患者は、どういう気持ちになったか、どういう言葉が嬉しかったか、どういうところで、もう少し話を聞いてほしいと思ったか、ということを伝える。それを聞いた医療者側は、自分はそういうつもりではなかったけれども、相手にそう伝わっていたのかということがわかる。あるいは、SPに言われて自分の癖がわかったので、次からはもう少し気をつけようとか。それを感じて下さったらなと思います。

松原 お医者さんとSPが、医者と患者の出会いの場を再現する。再現させるためのサポートをしているのが、佐伯さんのお仕事ということでしょうか。

佐伯 そうですね。ときどき患者役をやることもありますが、私が主にするのは実習全体の設定です。学生さんの役に立つように準備をしたり、その場の雰囲気をそのように持っていったり、患者役の設定を決めます。

松原 マニュアル的に、問診はこのように効率的にこなせというアプローチではなくて、あくまでも普通の人が、患者として病院に行って、医療者に出会ったという捉え方なんですね。

佐伯 今までの医療の中で、とかく患者さんというのはお医者さんに従い、聞かれることだけに答えるということがほとんどだ

ったと思うんです。でも、その場では「はい、わかりました」と言っても、家に帰ってから不満を家族にぶつけたり、近所の人に「あそこは行っちゃだめだ」と言ったりする。その場で解決するのではなくて、別の方向に向かってしまうことが多いんじゃないでしょうか。でもそれでは患者さんも不満が残るし、医療者の側もわからないだろうと思うんです。

松原 いま、医療不信ということが言われていますよね。それは訴訟になる場合もあるし、不満を別の所でぶつけるという形もある。でも医者も人間ですから、人間である医者と患者の関係づくりに素人の立場から関わっていこうと。

佐伯 そうですね。対立しても何も生まれないと思うんです。違いを違いとして認めて、むしろ違いを喜びあうというのが一番目指したいところです。

医療者にとって病院は日常の仕事の場です。一方患者さんは、たまたま病気や事故に出会ってしまったのですから、病院という非日常的な場所に身をおいているだけで、身体の不調とは別に、緊張や不安を覚えることがあります。

素人が医学の知識を持たないのは、その人の通常の生活や文化に必要がないからです。自分の属する世界以外の文化を知らないのは、ごく普通のことです。医療者と患者さんの出会いは、異文化の出会いとしてとらえることができます。

違いを喜びあうためにはまず自分を見つめないといけない。自分はどうしたいのか、何を今しているのか、患者さんも、医療者側もそれをわかった上で話をしていけば、全体として医療が良くなるかもしれない。目には見えなくても、その場その場でのお互いの満足感がいい力を持ってくるかもしれないという気がするんです。

松原 ただ現状では、違いがあるということすらきちんと受けとめられていない。もちろん、医者と患者が違うのは当たり前ですが、それ以上は考えないで、結局医者の方が患者に指示を押しつけて、患者は言いたいことも言えないというのが日常だと思います。

ところで、医者と患者の場を再現すると一口に言っても、医者も患者も千差万別なわけです。佐伯さんたちは患者の側のいろいろな有り様を医療の面接の場に持っていくわけですけれども、実際にどういう風にSPなるものをつくりあげていくんですか。

佐伯 SPをつくるということと、SPの設定を作るということと、二つあります。

まず人材としてのSPを作ることから始めます。自分で医療を受けた、あるいは家族が医療を受けるなどして、いまの医療に何らかの気持ちを持っている人は多いでしょう。とてもいい関係を持てたという人もいますが、残念だったという人の方が多い。何らかの体験をきっかけに、医療への関心を強く持っている人がいます。たとえばいま自分は健康に戻っているけれども、もうちょっとこうならなかったものだろうかというのが心に引っ掛かっている。そして医療の教育に関わろうとする。

果たせなかった思いが、SP活動で果たせるのではないかと思う人が非常に多いのです。あの場で伝えられなかったことを、この場を借りて伝え直したいとか、やり場のなかった不満や怒りをここで解消したいとか。しばらくお話をお聞きすると、私がお話をお聞きするだけで満足されるということもある。そしてこの活動に対してはどうでも良くなってしまうという方もいる。

自分が当初持っていた関心と、教育の場での役割との折り合いがつく人がSPの活動を続けていくことができます。SPは自己主張の場ではないし、SPをしたからといって自分が受診する医療機関で満足を得られる保証はないのですから、直接の利益は得られないかもしれない。それを納得した上で、教育の場での素材としてSP活動をし、医者と患者関係をつくっていくことが、ひいてはいい医療につながるだろうという、長い目で見た希望を持って関わろうという気持ちになった人がやっているという感じです。

松原　SPを志望してくる人たちは，もともとかなり切実な思いを持っている。それは非常に個人的なもので，それを何らかの形で語ることで落ち着く人もいるし，また違った展開をしようという人もいる。つまりSPの志望者自身も単に世のため人のためじゃなくて，かなりご自分の切実な動機から出発されているということですね。ところでSPの人材をつくったあとの，「SP像を作る」というのはどういうことなんでしょうか。

佐伯　医学では症例検討会というのがあります。これは，病気や疾患のいろいろなバラエティを見て勉強しようという発想です。ところが，たとえば同じ状態の同じ数値の盲腸炎であっても，私が体験したのはこれだけのものだったのに，ある人にとってはたいしたことがなかったというように，ひとりひとりにとって病気の持つ意味というのは違います。だから私たちは「症例」としてではなくて，「何々さんが持っているある症状」ということで考えます。つまり，人＋その人が持ついまの症状ということでシナリオを設定します。そういう発想そのものが，医学の場ではとてもびっくりされることなのかもしれません。

松原　具体的な設定をご紹介いただけますか。

佐伯　だるくて仕方がない。微熱もある。前には一晩で覚えられたことが覚えられなくなってくる。慢性疲労症候群と名づけることのできるような症状だけれども，他にもいろいろ考えられる。そういう症状を持つ女の人で，フリーランスの通訳の仕事をしている。仕事上，一晩で覚えて，次の日の通訳の場面で失敗したらアウトだという切実な悩みを持っている。生きていく上でこの症状がとても困る。

　なぜそのような生活をしているのかという背景もちょっと入れます。教育者の両親に育てられて，しっかり勉強をしてきた。その延長で語学を勉強して，こういう仕事になった。たまたま恋愛がうまくいかないなどで一人暮らしをしている。その仕事をやっていこうと決めている。その人の年齢や住んでいる場所も決めて，目を閉じれば，その人の1週間が目に浮かぶような設定にしたいんです。

松原　それはシナリオみたいに文章化するんですか。それともみなさんの話でイメージを作っていくんですか。

佐伯　みんなが共通して持てるシナリオを作る場合と，ある一人の人が自分の持ち役としてもつ場合がある。あとの場合は自分とそう違わないし，自分がある程度知っている世界の言葉ですから，気持ちがすっと入り込めるような設定になっています。

　SPというのは，素人です。俳優さんじゃないんですよね。SP研究会は患者役をする役者を派遣する組織ではありません。だから，台本を読んで役になり切る才能は全く必要ない。患者さんの気持ちになって，自分のテンポでそこを見つめることができるのであればいいんです。

松原　医学部的な発想でいうと，まず慢性疲労症候群という症例があって，その周辺としてその人の生活歴がある。そうなると面接では，いかに要領よく，正確な病名を抽出できるかどうかが重要視されるのではないでしょうか。

　それに対して佐伯さんの活動では，ある人が生きてきて，その中に折り込まれてきた，心や体で生じているある新しい事態として病気を捉えるということですね。そうすると，自分がSPをするときに，自分にできるようなシナリオを作るとおっしゃいましたが，自分が非常に共感できる，あるいは自分の体験から出てきているSP像をそれぞれつくっていくということですか。

佐伯　一方ではそうです。でも，あれもこれも盛り込んでしまうと，わかりづらくなってしまうので，自分のイメージでいくつかを選択する。すると，自分が演じることができるシナリオが何種類かできます。同じ生活設定の中で違う症状を演じてもいいんです。そして症状に関しては，研究会の中に医師の人が入っているので，適当な症状をつけてもらいます。

松原　それは，たとえば糖尿病という病名がはっきりしていて，そこから引き出してくるやりかたですか。それとも，そうかもしれないし，そうじゃないかもしれないという感じなんでしょうか。

佐伯　そのものずばりというよりは，糖尿病の初期かもしれないし，違う何かかもしれないというようにします。おそらく糖尿病だと思われるけれども，他のこともじっくりと話を聞いて，患者さんの希望まで捉えて，患者－医師関係を構築して，一緒にやっていきましょうというところまで持っていきます。

松原　なるほど。ところで，SPをボランティアでやろうとしている人は，取りあえず元気なわけです。本当に病気の人がそのまま病院に行くのではなくて，過去の自分と今の自分，あるいは不調を感じているSP像と健康な自分との間を行き来する。普段の生活と，病気をそういう形で演じることのギャップを感じることはありますか。

佐伯　ギャップは特にはないと思います。特別なことではないような気がするんです。恋もしていないのに恋の歌を歌うとか，小説を読んで感情移入するとか。もともと非常に関心を持っている人たちだから，病気へのなじみはとてもある。

松原　SP研究会に入ろうという時に，病気というものをふと考えたり，お医者さんにかかった時の体験をなんとか違うものにしたいとか。

佐伯　忘却していない人たちですね。だからできる。ただ，同じ状況を再体験することで，心的に傷ついてしまうこともありますから，通常のシナリオではSP自身の体験とは切り離して設定しています。

松原　医学部の実習でSP役をすると決まったとして，当日まで，具体的にはどんなことをするんですか。

佐伯　実習があるから作るというよりも，まず，その人に新しいシナリオを作るということから出発して，シナリオの中身を作って練習して，それでできると判断してから実習に臨みます。

松原　すると，実習向けに役をつくるのではなくて，SPを志望しているその人自身から一連の作業が始まるわけですね。必ずしもSP役の当人の体験でなくてもいいわけですか。

佐伯　そうです。

松原　佐伯さんの側からすると，「優秀なSP」になるかならないかというよりも，その人自身が「病気の捉え直し」に，どのように関わっていけるかがポイントになるわけですね。

佐伯　そうだと思います。演技自体も大事ですが，患者さんの感情を体験してフィードバックできるかが重要です。関わる姿勢みたいなものがしっかりしてくると，その準備にかける苦労や，やった時の戸惑いや混乱，嫌な思いをする時があったとしても，それを昇華していくことができる。

松原　もともと病気について何らかの思いを持っている人が多いということですから，SP像を作ろうという時に，非常に嫌な思いが生々しく蘇ってきたり，いろいろな大変なことがおそらく出てくるのではありませんか。SP像を作る過程では，どのようなことが起こるのでしょうか。

佐伯　活動を始めた時からのメンバーがもう5年くらいになりますが，この春から新しい人に何人か入っていただきました。その方たちがどのようにSPになっていったかということをご説明しましょう。医療に関心があるんだな，程度のところで集まっていただいて，SPとは何をするのか，いまの医学教育はこんな感じで，その中で医療面接というのはこういうことで，SP研究会はこのような姿勢で関わっていくのですよということをおおまかに説明します。それで，いらした方に，お互いに仲間になってもらうということからはじめます。

まず自己紹介をして，ここに来られるにあたっての大きな動機があったら，さしつかえのない程度でお話をして下さい，というと，本当にいっぱいお話をして下さるんです。そこで大部分吐き出していただく

と，あとが非常にスムーズに進みます。最初の時に自分がこのような体験をしてこう思っているんだということを話して，皆に「そうなんですね」と聞いてもらえて，他の人の経験も聞く。そうすると，何かその人にとってはかつての体験にまつわる思いが別のものになるんですね。ご自分の体験をシナリオにしなくてもいいという気になってくるし，自分の場合とは全然違う症状のシナリオでもやってみようという気になる。

なかなかそこまで出せなくて，何か語りきれないものを抱えている方は，なかなかSP像という形にたどりつけない。これが教育の目的であるということをお話しても納得してもらえないし，シナリオを見てもあまりピンとこない。あるいは演じても，文章にならない部分がたくさん出てきてしまって，収拾がつかなくなるということを経験しました。

松原 SP像というのは現実に存在する人間そのものではなくて，「患者」を再構成していくわけですね。

佐伯 一つ違うところに入っているという感じはします。もちろん1回目の時にみなが全部出せるわけではない。でも活動してきて，たとえば3年くらいたってから，ある人からふと，物凄い話が出てくるということもあります。ああ，そんなに大変なことがあったのねとみんな驚いて。

模擬患者をやりながら，自分も解放されていくのかなという気もします。活動を始めて半年くらいたった方が，誰かの役に立ちたいと思って始めたんだけど，自分が助けられているような気に今なっていると話してくれたこともあります。

松原 そういう準備をして，医学部の演習に行く。例えば具体的に，何人位の人に対して，どういうことをやるんですか。

佐伯 いまの医学部のカリキュラムの中では，1年に何コマという風に，トレーニングの時間が確保されていないのが現状です。この一コマが空いたから，という場合や，今年はコマはないけど90分の講義が空きましたということもあります。その場合，90分の中に100人の学生さんに見せなければいけない。100人で，階段教室で，討議をするのは難しいんですけど，できるだけ意見を言ってもらえるように仕向けてみます。それが最低限のことです。

少し時間がとれるようになると，たとえば午後全部使えますとか，180分取れますということもある。その場合，最初はデモンストレーションのような形で，目標とやることをつかんでもらって，グループ分けをして人数を30人くらいに減らします。でも30人ではやっぱり討論はできない。いちばんいいのは，6，7人くらい。そのくらいの規模の実習をできるところはまだまだ少ないけど，でき始めています。

まず，Aさんという一つのシナリオで，病院に行って「どうされましたか？」という話からはじめます。途中，5分か7分の所で区切って，まず医者役の学生さんに感想を聞きます。「すごく緊張した」「自分で頭の中が真っ白になった」など。そしてまわりの人に感想を聞きます。「すごくうまくいっていた」「患者さんは言い足りなかったようだ」などというように，そして患者役のSPの人に，感想を聞く。「熱心に聞いてもらえた。ただ，先生の質問が一方的なところがあって，本当は伝えたいことがあったんだけど，なかなか言うチャンスがなかった」。

このとき，学生さんとSPのズレになるべく焦点を持っていくようにします。何がそうさせたのだろう。どうすればそれがなくなるのか。正解にたどり着くのではなくて，話して，いろいろ考えるようにしています。それで大体30分。そして，次のSPさんに全然違うシナリオを演じてもらう。それを二，三します。

ある患者さんは質問に戸惑わないでずっと話してくれたのに，別の患者さんはなかなかそれを言ってくれない。ある患者さんは黙っていたけど，別の患者さんは自分からああですかこうですかと聞いてくる。あるいはSPからの感想で，自分の声はとて

も聞き取りやすかったという感想もあれば，ちょっと声が大きすぎて周りに聞こえそうで嫌だったという感想もあった。すると，患者さんって千差万別なんだ，考え方や感じ方って人によって全然違うんだな，ということを感じてもらえる。

　一方で，一般的にこう言えるのではないかということも出てきます。たとえば，唐突に質問するよりは「こうなのでお聞きしますが」というと，大体どの患者さんもわかりやすいようだということに気づく。そういうことをグループの中で話し合ってもらいます。さらに，プライバシーのことはどうやって聞けばいいんだろうなど，疑問が残るところもある。そうして教官や指導者の前で，自分たちの考えたことを発表してもらいます。たとえばプライバシーのことをどうすればいいのかということを聞く。教官は先輩の医療者としてこんなふうにやっている，だけど君たちはどんなふうに問題だと思っているの，とぶつけてもらうこともある。最後の結論をバンと出すのではなく，考えるきっかけを作るということで，その日は実習を終わるんです。

■異文化としての医療

松原　医学部の教育というのは，知識と技能を詰め込んでいかなければならない。それ以前に，受験勉強では正解を目指すというトレーニングをしてきているわけです。でもいま紹介されたような教育は，医学部の学生が経験してきたやり方とは全く違う。たとえば同じように説明したのに，患者さんによっていい反応をしたり，悪い反応をしたりする。それ自体，許せないと思うんですね。つまり，客観性がないと。だけど，まさにそのことが非常に本質的で，それを受けとめる力をつけなければならない。

　自分は病院にいて患者さんをまな板にのせていろいろ調べていく立場のはずなのに，自分が「お医者さん」としてまな板の上にのせられて，ビデオに撮られて，皆からああだこうだといわれる。まずそういうこと自体が，医学部の学生でなくてもかなりしんどいことだと思うんです。医学部教育の中にそういう場面が出てくるというのは，とても面白いと思います。

　医学部の側から，あのSPさんは癖があって学生にはちょっと可哀想なんじゃないかとクレームがついたり，また，学生にとっては「患者」に不信感を表明されること自体ショックだったり，自信がなくなってしまうということはありませんか。

佐伯　本当に感じるのは，医学部の先生達って学生に対して過保護だなということ。それは何かの裏返しかもしれない。医学という世界がある虚構の上に成り立っていますから。

松原　虚構と言いますと？

佐伯　患者とは「医学知識が何もない人」であるとして，上下関係あるいはパターナリズムで患者さんを見るという文化で医療者はずっときたと思うんです。でも，自分の専門知識を還元するためにお医者さんはいるのだとすれば，医学知識を持っているのはプロだから当たり前だし，何も偉いわけではない。そう考える人だっています。そんな人からみると，権威なんて虚構なわけです。時として，医学に無知な患者さんは知的レベルが低いと決めつけられますが，たとえば日本に来た外国人に，日本の習慣を知らないから知的レベルが低いと言うことができるでしょうか。だけど，日本の医療はずっとそれで来てしまったから，そこにしがみついている医学部の先生からみると，たとえば学生さんがSPの実習で困っていたりすると，非常に心配なさるんですよ。

松原　学生が患者さんに困らされているのを見るに忍びないというわけですね。

佐伯　そういう人は，診断名を下すことが医者の第一の使命だという考えですから，要領よく病名にたどり着いて，的確な質問をしているということが，医療面接では評価されるべきだと考えています。そうすると，たとえば私たちが用意したものに対して，「わかりにくいシナリオだ」というク

レームがつくんです。「今度は学生にもうちょっと分かりやすいシナリオにして下さい」と頼まれたりして。いったいこの先生たちは、何のために、何をやりたいのかなと思うこともあります。

　学生が戸惑っていてちょっと可哀想だといわれる方もいる。そのあたりは百も承知しているから、困っている学生を責めるのではなく、ふだんほめられないような、「真面目である」とか、「熱心である」とか、そういうことをほめて、その上で、たとえば自己紹介してくれると、また先生に診てもらいたいと思いますよと指摘します。こちらが指摘するのはその人の人格ではなくて、ちょっとした、変えることが可能な行動について、「私はこのように感じました」という形で伝えていく。

　実習を見ている教官の方も、はじめは何をいわれるのかと戦戦恐恐としていらしたのが、なるほど、こういう接し方もあるのだなと気づいてきます。

松原　お医者さん側も、医者の役割としてではなく、たまたま医者として出会った何々さんという風に大事にしてもらったということが体験できるんでしょうね。

佐伯　それは自分が育っていく力になるんじゃないかと思うんですね。

松原　お医者さんが、「何様のつもり!?」といいたくなるような（笑）態度をとることってよくありますよね。プライベートでは通用しない態度が、病院で患者を相手にすると通用してしまう。逆にいうとお医者さん自身が人間扱いされていない。

佐伯　そう。そういうことはあると思う。

松原　SPと医学教育の場で出会うことによって、お医者さんも普通の人間としてふるまう場があってもいいんだなと。そういうふうにした方が、患者さんと人間として通じ合えると思える。それはむしろ医学部の先生達にとって、大きな体験になるのでは。

佐伯　インパクトあるみたいですよ。医学教育者のためのワークショップというのがいくつかあって、それは大学単位で行われることもあるし、いろいろな大学を集めてカリキュラムを考える場合もあるんですが、そこにデモンストレーションしに行くんです。

　「やってみて考えが変わりました」とか、「そんなことばかばかしいと思っていたけれども、病院に帰って、ちょっと勇気を出して患者さんに自己紹介を始めると、患者さんからいままでと違う反応がかえってきて、あれっと思った」とか。患者さんの方から話し掛けてくれて楽しくなってきたとか。人を変えるのではなくて、自分が変わって面白いから、人に伝えていくという感じで広まっているようです。

　お医者さんって本質的に人間的になれるはずの仕事ですよね。大変なことをしょってしまうこともあるけど、患者さんとの関係の中で救われたり教わることもある。同じ医療の中でも自分が開くことによって力を得ることもできるし、お互いに関係を変えていけば全体も変わるかもしれない。

松原　そういう場が医学教育の中で少しずつ出てきたのは、いいことだなと思うんですが、逆にいうとシステム化されていくことによって、素朴ないい感じの体験の場が変わってきてしまうんじゃないかという心配もしてしまうんです。聞くところによると「標準模擬患者」(Standardized Patient) というのが別にあって、この場合は医療面接のためにSP像を標準化するそうですね。

佐伯　そうですね。面接に限らず実技にも使われますね。

松原　採点をして、医学部のほかのいろいろな授業と同様に単位を出していくわけですね。普通の模擬患者と違って、標準模擬患者というのは、患者像を標準化して、客観テストに馴染むようにする。普通の模擬患者をやる時と、標準模擬患者をやる時と勝手が違って、スタンダードの方はちょっとつらい、というSPの感想を目にしたことがあるのですが。

佐伯　オスキー（OSCE＝Objective Structured Clinical Examination：客観的

臨床能力評価試験）という試験の成熟度によると思うんです。カナダでは国家試験になっているんだけど、コミュニケーションが重視されている文化と、そうではない文化では違いがあって当然だと思うんです。今の日本の標準模擬患者のデメリットというのは、本来のデメリットではないと思います。

松原 日本のオスキーには、カナダの採点シートみたいなものをそのまま持ってきているわけですか。

佐伯 そうですね。

松原 そうすると、オスキーのための模擬患者を市民団体が協力して出すとすると、採点表にあわせた形にしないといけないんですか。

佐伯 採点表も、教官が持っている採点表とSPからつける採点表とふたつあるんです。SPの採点表は主観的な評価です。教官の採点表は、各大学によって中身がかなり違うし、学年の設定によっても違う。態度を重視しているのか、とられた情報だけを見ているのかによっても違ってくる。ただ、ペーパーテストでも済むようなことを盛り込みすぎていることに問題の原因があるようです。患者さんが「お腹が痛い」と言った時に何を聞かねばならないかということは、何も話をしなくても「腹痛の時に聞くべき項目を挙げなさい」で済むことです。

こちらも、こう言ったらこう答えると言うように、ある程度標準化はしているんだけれども、たとえば同じ質問の文章でも、どのような文脈で出てくるかによって違ってきます。文脈によっては、突然その質問をされて答えられないということもあるわけです。会話の流れのなかで、ある話題が出てくるわけですから。でも、医学部側から、「ある学生には答えて、別の学生には答えなかったから、これは客観性がないのではないか」と指摘をうけることもあります。その質問が出るような文脈に、SPがもっていったかどうかと先方に言われると、非常に困ることもあります。

松原 SPの活動をしている市民の側のSP像と、医療者が教育に取り込むSP像はかなり違うようですね。例えば、熱心にオスキーを取り込もうとしているある医学部では、5分間の間に正しい診断名をつけられるかどうか、正確に聞くべきことを聞けているかどうか、病状を正確に抽出できるかどうかが、医療面接の目標として設定されている。

だけど、そうしたアプローチは、佐伯さんたちがいろいろとSPの準備をして医学部に出かけていくということとずいぶんギャップがあるわけですよね。そこのズレというか、場合によって意見の対立になることもあると思うんですが、それについてはどのようにとらえておられますか。

佐伯 医学部の人は、「患者さんと話す」という以前に、人と話していないんですよね。まず普通に話すことをきちんとしてから、メディカルをのせないと。いきなりメディカルだけを狙ったのではますます訳のわからない話をする人が増えてしまいます。医療面接が要領よくできるかどうかという前に、同じ人間として出会うこと、自分の言動が相手にさまざまな感情を引き起こすことなど、素朴とも言える気づきを大事にしたいと思います。やっぱり医療というのは人相手ですから、お互いに人間扱いをして関わっていくということですね。

医療側の方は、ご自分の知識や技術を、それを持っていない人に「施す」という意識しかないという気が時々するんです。でも私たちは毎月保険料を払っていますよね。お医者さんに行かなくても払っているし、医学部にまわるかもしれないお金を税金として収めているわけだから、教育においても、医療においても、一部こちらは負担をしている。その意味でこちらももともとは参加しているはずなんですよね。それはお互い意識した方がいいんじゃないか。

松原 ふだんは病院にこない人が、実は医療のシステムを支える基礎の一つになっている。それが実際の医療の現場では、みえなくなってしまうということなんでしょ

ね。
　それから患者として病院を訪ねる時には、治してもらいたいとか、いまの辛さを消したいとか、なんとかしてほしいという気持ちでくる。患者の側は、とにかく治して自分を楽にしてくれれば何でもいいと思うし、お医者さんも、患者が何やかや言おうと、とにかくこれをやれば間違いないんだからという感じで、苦痛や病名がその人から離れて突出して、患者も医者もそれを何とかするような形になってしまっているかなと思うんです。
　ただ、患者は体を引きずりながら、仕事をし、生活もしている。仮にお医者さんが、患者におこっていることを抽象的な病名だけで捉えられるとしても、患者の側は日常性とともにあるわけですから、そこまではやりきれない。でも、SPという場面では、病気を今に至る自分の育ちや暮らしの流れの中で、患者自身も捉え直すことができるし、お医者さんもそういうものを突きつけられて体験することになるということでしょうか。

佐伯　そうですね。お医者さんはそれこそ1日何百人という人を場合によっては見ているから、一つ一つの重みというのを感じていては身が持たないと思うんですね。でもそれを感じない日常をずっとやっていると、一つも感じなくなってしまうということもあるかもしれない。

松原　やはり素人とお医者さんとは、「構え」みたいなものが違わざるを得ない。たとえばお医者さんでも、身内のお腹を切ったりするのはつらかったりすると思う。でもそういう感覚を棚上げにしないと、医療ではやりきれないことがきっとある。死にもたくさん出会うわけで、普通の人が生涯に数回かしか体験しないような出会い方では身が持たないというのはあると思う。
　でも佐伯さんたちの実践は、所詮医療というのはそうはなりきれないというのかな、機械的にさばいているつもりでも実際はうまく行かない。あるいはそんなことしたら本末転倒で、患者さん自身が楽になれ

ない。単に、お医者さんに日常的な感覚を取り戻せとか、医療現場でちゃんと身につけて下さいと言うだけでは済まない難しいところがあるのかなと思うんですけど、そのへんはどうですか。

佐伯　患者さんも、早く済ませたい時もあれば、心配だからじっくり話を聞いてもらいたい時もある。じっくり話を聞いてもらいたい時に受けてくれる医療者をみんな求めていると思うんです。患者さんというのは、たいてい話したいことやいろいろな要望を持っている。でも、答えてくれるのは今まで一つの顔しかなかった。
　医療者側も、効率的に病歴をとって検査にまわして診断を下して治療を施すだけではなくて、多様な顔を持たないといけない。多様になるためには、多様な人がいるんだなということを知っておいてほしい。医療者側もうすうすそうだとは思っているでしょうが、やっぱりそうだったんだということをわかってほしい。普段の関係がうまくいっていれば緩急自在になる。お互いの呼吸で、これは大変そうだとか、これはまた今度にしましょうとか、言い合えるようになると思うんです。
　患者と医者の文化は違うのが当たり前、ズレがあっても当たり前なんだけど、そのズレを、ズレがあるからこうしようとか、こういう関わりで違うものにしていこうという力を患者も医者もつけるということがいいんじゃないかと思います。
　いまのところ医療者向けの実習しかしていないけど、患者さんも泣き寝入りとか、悪口を言うという形で力を分散させるのではなくて、きちんと言える力を持たないといけない。でも苦しくてどうしようもないときには言えないから、周りの人間もサポートしないといけないし、文化としての医療をしっかり考えていかないといけないんじゃないかな。

松原　最後にお伺いしたいのは、インフォームド・コンセントの問題です。
　たとえば医療者側が誠心誠意説明して患者にうんと言ってもらったつもりでも、患

者の側が医学的情報が理解できないと言うこともあるかもしれないし、先生に何となくお任せしますと言う感じで丸投げにしてしまうということもある。患者自身変わらないといけない、というお話でしたが、患者の側の困難というのがあると思うんです。SPだとそれなりにうまくまとまったかたちに再構成できるかもしれないけど、実際自分が病気になって、痛みとか不安とかの中で、病院の中でうまく説明できないとか。今日病院に行かなきゃいけないんだけど、行く気になれないとか。いろいろなことがある。今以上に患者と医者の歩み寄りが進んだとしても、やっぱり患者側の「重荷」ゆえにうまくいかないことはあるかなと思うんですね。それについて、どうお考えですか。

佐伯　私は医療訴訟や保険の関係で出てきたカルテの翻訳の仕事もしているんですが、そのなかによく手術の同意書などが出てくるんです。その文体は非常にリジッドと言いましょうか、これだけのことを言って私は文句を言いません式の文章と、署名、印、というのが非常に多いんです。でも、病院によってはこう書きましたけれども、それはいつでも変えていいですよ、その時には応じますよという文面になっているものもあるんです。インフォームド・コンセントの同意書の形式も、日本の病院の中でも本当にいろいろある。

いまインフォームド・コンセントというのは医療訴訟の予防策として使われていて、動きがとれなくなっています。そういうのではなくて、所詮医療とか人の体というのはわからないことの方が多いんだということを共有できればいいと思います。それを医療する側は知っていても、患者の側は知らなかったり、お任せしたら百パーセント治ると思ってしまっているかもしれない。病気というのはいまの苦痛や病状だけではなくて、流れの中である。体と言うのはわからないし、状況が動くかもしれない。その中で、後で状況が変わるかもしれないけれど、今の所はこうだからここでこのような治療をしようと。そしてやると決めたことの全責任を患者に負わせるのではなく、関係をずっと続けていくという保証の中で、今はこれを選択していきましょうとお互いの合意をする姿勢が、インフォームド・コンセントのあるべき形だと思うんです。そういう考え方だということを一般の人にも知ってほしいし、そういうことを知っている患者さんが来るということを医療の方もわきまえてもらいたい。

松原　もともと人の命というのは揺れていて、あるいは様々な状況とのかかわりの中でまた別の展開もあるというのが基本なんだと。そういうものを勘定に入れた上で、患者も病気あるいは健康というのをとらえることができるし、医療者側も、いつでも関係の建て直し、チェックのし直しができる。オプションをいくつかあげて、どれを選びますかじゃなくて、お互いのかかわり合いでインフォームド・コンセントを作り出していくということですね。

佐伯　そうですね。

たとえば病気を持って、つらくて、一人じゃ判断がつかなくて、渾沌とした行きづまりの状態になったとき、目の前にいるお医者さんが汲み取ってくれるというのはもちろんありがたいことです。でも、インフォームド・コンセントや病気の捉え方をさっきみたいにダイナミックにして、そのつど何らかのフォローができるものとして医療のシステムをもっていけばいいんじゃないか。あるいは医療者も患者も自分自身をそういうものとして捉えることがお互いに支えあえるということもあるでしょう。それを具体的に作っていくということですよね。

やりかたはいろいろあるんだなということで、いろいろな動きが出てくればいいと思います。医療者と患者がおたがいに信頼する医療は特別な場面ではなくて、日常の基本を続けることにあると思うんです。■

ようこそSPの世界へ ❻

My favorite SP

　神経質そうな女性が会場に入って来る。神経質そうに訴える。「大丈夫かいな，この人」。

　でも，その「神経質」がシミュレーションであった。95年ごろ，佐伯女史との，「SP」との出会いである。

　当時目白に住んでいて，勤務先も目白台であった私は，すぐ近くにお住まいの佐伯さんとSPを使った教育を始めたかった。しかし果たせないままに98年春，高知医科大学の総合診療部に赴任することになった。消化管外科学の講師・助教授という立場では，なかなかコミュニケーション技法の教育まで手を突っ込むことができなかったのが実状であった。高知と東京，距離が離れてはじめて，SPへの恋ごころは実ることとなった。

　高知医科大学では臨床技能教育やコミュニケーション技法の教育の重要性を認識して，5年生のベッドサイドの実習に入る前に「臨床実習基礎コース」という12日間，60時間のカリキュラムが組まれていた。しかし仏はつくっても魂が入らない状態で，コミュニケーションも「ビデオを1本見せておしまい」という状況であった。全科の協力をいただいて，この時間を，臨床技能，コミュニケーションを「実際にやってみる」60時間に変化させた。

　はじめてお越しいただいたのはこのコミュニケーション教育である。学生の受講態度を見て，「息をのむ，固唾をのむというのはこういうことかな」という感じがした。通常は「まず誰かにやってもらおうか」といっても，有志があらわれないのが今時の学生気質である。しかしSPとの医療面接は違っていた。初年度の臨床実習基礎コースの修了認定のOSCE（客観的臨床能力試験）では，時間不足から半数の学生しかSPのいる医療面接のステーションに回れなかった。OSCEやSPに関するアンケートに「僕は試験されるのは嫌いです」と書いた，たったひとりの変わり者

を除いては，回れなかった学生の不満は大きかった。

　4年生の終わりになって「医療面接でいちばん大切なことは，いい雰囲気，信頼関係をつくることですよ」と聞くことが，そのような認識をもった，患者さんの立場にたった医師を養成するために役に立つのだろうか？これがいまの私の疑問である。もちろん役に立つ。でももっといい方法があるのではないだろうか。それは1年生から継続的に，医学・医療の楽しさとともに，コミュニケーションの大切さを教えることである。

　担当する1年生のEME（Early Medical Exposure）の授業にもSPに登場願った。買い物の場面での，商店主とお客さんとの会話をロールプレイさせてみる。医療面接の場面で，良いお医者さんと悪いお医者さんを識別してみる。そんな場面にも佐伯さんには協力していただけた。そして，「獣医さんの多くは動物が好きで獣医さんになるんだよ。君たちは人間が好きで医学部を選んだかな？　いまはそうではなくても，6年間で人間を好きになって医師になってほしい*」と結ぶことができた。

　末次さんというSPさんにも高知まで足を運んでいただいたが，お二人を見ていて「何を好きこのんでそこまで」と感じることもある。そこにあるのは，「医療をよくしたい」という思い入れである。彼女たちは，6年間を通じて医学生に求めたい，「人間が好き」を体感させてくれる存在である。

　これからはSPを出前に頼っている時代ではなくなると思われる。自前のSPを，自分の大学で育てる。それが医学生への責任でもあろう。高知で2000年から始まった，「人間が好き」なSPを育てるプロジェクトのために，まだまだマイルをためながらのご協力を期待している。

　　　　　　　注：*は国立名古屋病院の山田堅一先生からのパクリです。

[倉本　秋：高知医科大学総合診療部]

あとがき

　東京SP研究会が活動を始めて5年半，日下がその活動に参加してから4年半がたちました。私たちがおこなっているSP演習の経験を踏まえて，医療面接についての患者の思いをまとめてみないかとお誘いをいただいたとき，私はこの世界では新参者ですし，とてもこの大きなテーマについて書けるだけの力が私たちにあるとは思えませんでした。でも，私たちがこれまでおこなってきた医療面接演習の場面を中心に据えることで，演習の実態と私たちの感覚についてなにかをお伝えできればと思い，書かせていただくことになりました。

　この本は，これまでのSP活動・SP演習について，私という医療者と，佐伯さんという一人の患者（市民）とがそれぞれの立場から思いを述べるという，文字どおり共著となりました。こうして出来上がった文章を読み比べてみると，そこに医療者と患者とのズレが巧まずして明らかになっており，それは当初の予測を大きく越えていました。

　私は，佐伯さんの文章を読んでみて「そうか，自分はこんなふうには患者さんの気持ちが見えていなかった」とか，「こんなことは気にしていなかった」と気づかされることが少なくありませんでした。4年以上も一緒に同じ活動に携わって，ずいぶんいろいろなことを話し合い気心が通じていると思っている人とのあいだでも，医療者と患者とである限り，そのあいだには感じ方や考え方のズレが大きいのだということをあらためて知らされました。そして私たちが，これまでSP演習をとおして伝えたかったものとは，このズレだったのです。

＊

　ここ何年か，医療についてのさまざまな論議に私たちは取り囲まれてきました。インフォームド・コンセント，脳死，尊厳死，死の教育，患者の

権利，QOLというような言葉がまず「降って」きて，それについてさまざま人たちが語り出します。でも，どの議論もどこかすれ違ってしまっているような気がするのは私だけでしょうか。

これらの言葉が一度語られだすとほんの1〜2年のうちに医療界にはその「専門家」があらわれ，学会や研究会もできてしまいます。「患者のための議論」が，患者がいないところで「善意の専門家たち」によって語られます。専門家による啓蒙活動が行われ，「上手な……」のようなHow toの解説書があらわれます。「外国ではこうしているのに，日本は遅れている」という言葉が氾濫します。多くの言葉は，患者の頭の上を通り越して飛びかいます。これで患者の思いは本当に受けとめられているのでしょうか。専門家の語りは患者の願いと切り結んでいるのでしょうか。

こうした言葉が「医療のあり方を問うもの」として語られるのはほんの一瞬で，すぐに言葉は専門家たちのものになり，けっきょく「医療者−患者の関係」，つまり〈医療者＝する側〉−〈患者＝される側〉の関係は固定されたままになってしまいます。

こうしてすれ違いは持続していきます。もともとすれ違っていた医療者と患者が，これらの言葉が入ってきた後もすれ違ってしまうからこそ，多くの医師はこれらのものを無視しても支障なく医療を続けていけますし，都合よく意味を変えて使うこともできてしまいます。

SP演習も，医療者としての「うまい」接し方を勉強する目新しい方法として認知され，医療者教育の体系のなかに無難に組み込まれて，落ち着いてしまう危険性は少なくありません。実際，SPは大学や病院の医療者教育に協力する人として考えられがちで，医療のあり方を問う教育者とは考えられていないことのほうが多いようです。このような演習を通してサービス業としての接し方がうまくできれば，もうSPとのおつきあいはおしまい，後はこれまでとたいして変わらない医学的なアプローチを進めるという傾向を，教育する側もされる側ももっているように感じることも少なくありません。

私たちが伝えたいズレは医療におけるささやかな不協和音ていどのものであって，そこを聞き流すか，せいぜい和音になるようにその音だけ譜面を書き直せばよいというように受け止められていないとはいえません。あるいは，このような配慮ができる医療者はよい医療者だという錯覚や，そこさえよくすればhappyな患者‐医療者関係が生まれるというような幻想もあるのかもしれません。私自身そこに一役買っていないとは言いきれないのです。

　SP演習自体には，どのように特殊なケースを迫真で演じようとも，医療者と患者との間のズレを示す以上のことができるとは，私は考えていません。たかがSP演習，ズレの扉の所在を伝えることがせいいっぱいなのです。

＊

　とはいえ，このズレには大きな意味があると思います。

　M. エンデの『はてしない物語』で，探索の旅に出かけた少年アトレーユは三つの神秘の門の前に立ちます。三つの門を通ってその奥に住むというウユララに会いにいこうとするアトレーユに，地霊小人は説明します。

　「第二の門は第一の門をくぐりぬけてはじめて存在する。第三の門は第二の門をあとにすれば，存在する。そしてウユララは第三の門を通りぬければ存在する。それ以前にはどれもみなない」。

　門は，凱旋門のように門だけで立っており，横を回ってその門の向こうにいっても，こちらと同じ世界が広がっているだけなのです。正面から門を通り抜けることができるとはじめてまったく別の世界に入ることができ，それを繰り返してはじめてウユララに会うことができるというのです。そして，第一の大いなる謎の門は扉がないためつねに開いているのに，たいていの人は通り抜けることができないらしいのです。第二，第三の門はもっとわかりにくく，入ったきり戻ってこれない人もいるし，そこから帰ってきた人はみな沈黙してしまっているらしいのです。それに，「学問をやっているから……自ら危険なことに身をさら」せないという地

霊小人には，どうして「賢明な者や勇敢な者でも通れない」ことがあり，「まぬけな者や恥ずべきよたものなんかが通れる」ことがあるのかが，わからないのです。

でも，アトレーユは門に順に入ることができ，第二の門を入ってはじめてウユララの歌声を聞くことができました。

私たちの世界にあるズレに気づいたときに見える門の正面から入れたときに，はじめて私たちにも病者の声が聞こえるのでしょう。病者は，この扉を開けて，そこでしか聞こえない自分の声を聞いてくれる人を待っているのではないでしょうか。患者の権利，患者の人権とは，このような声を聞くことから始まることなのではないかと思います。

門だけを見て，それ以上のことをしないで通り過ぎてしまうほうがずっと楽ですし，少し門の中をのぞいてあわてて戻ってしまう人もいるかしれません。正面から入ることはむずかしいことなのでしょうか。そう思ってしまうのは医療者が医療者の世界の論理のなかに生きつづけている限りのことであって，医療者である以前のふつうに暮らしているひとりの人間の論理のなかに身を置けば，さほどむずかしいことではないはずです。

ズレに何度も出会ううちに，そこにとどまって，アトレーユのように正面から門を入っていこうとする医療者がひとりでも多くなればと願っています。このような門は，インフォームド・コンセントや脳死，患者の権利，QOLといったことのそれぞれにありそうですし，一つの門が見えると別の門も見えるようになることでしょう。そして，案外，どの門から入っても私たちは同じところにたどりつくことができるのではないでしょうか。そのとき，「現代の医療の問題」として語られている多くのことは，「普遍的な医療の課題－人間へのまなざし」になるのだと思います。模擬患者の活動の意味はここにあるのではないかと私は思っています。

*

最後になりましたが，付章の対談「異文化としての医療」の転載を快諾してくださいました青土社『現代思想』編集部のご厚意に感謝を申し上げ

ます。

　この本は医学書院の白石正明氏の才気に満ちた多くの助言なしにはこのようなまとまった形にはなりえませんでした。あらためてお礼申し上げます。また，私たちにこの企画をお持ちいただいた，いわば生みの親である医学書院の関山義之氏は，その直後に急逝されました。完成を見ないまま逝ってしまわれた氏の墓前に，本書を捧げたいと思います。

　そして，なによりもこの本を最後までお読みいただいたあなたに，「ありがとうございました。これからもよろしくお願い致します」。

　2000年10月

著者を代表して
日下隼人